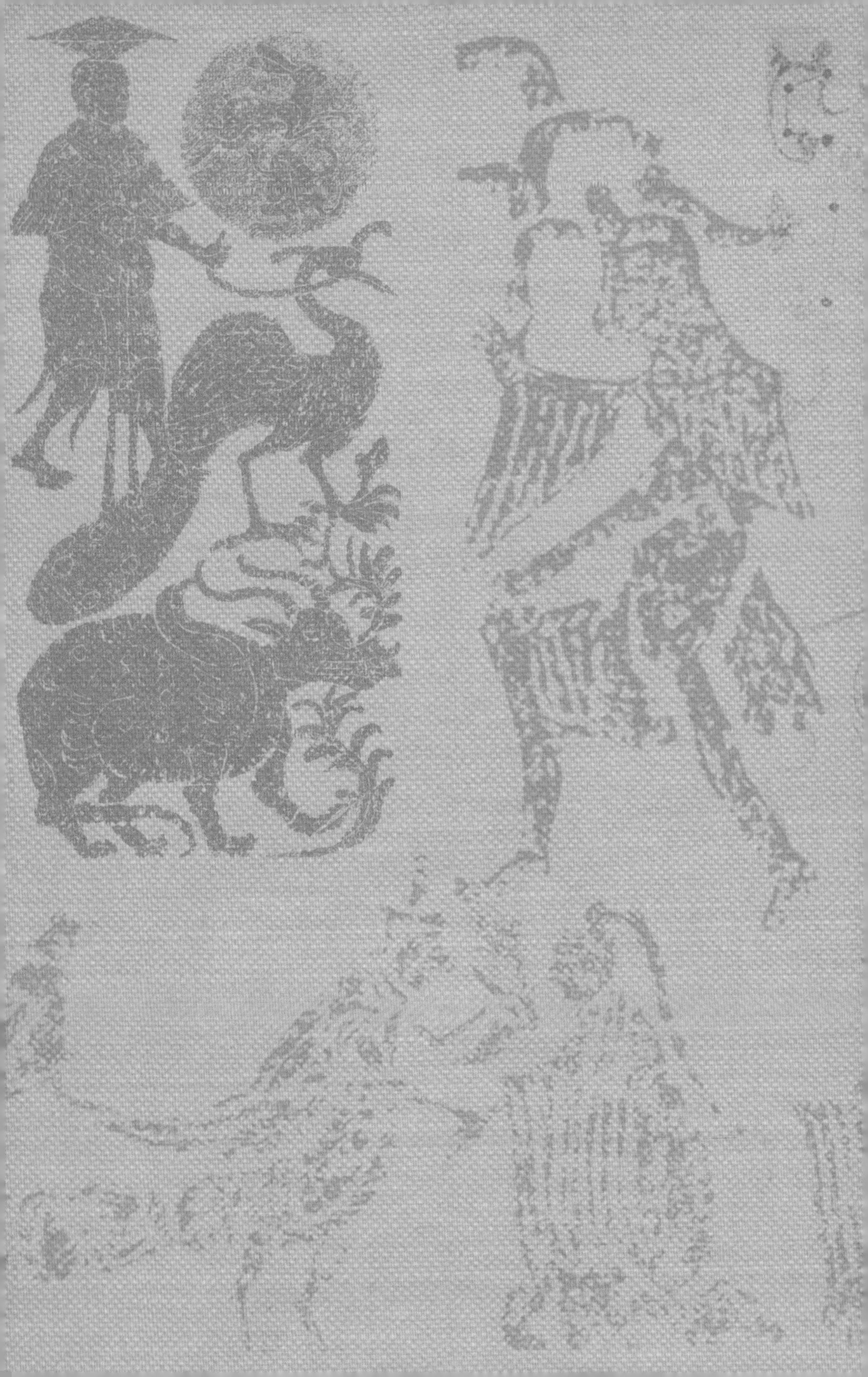

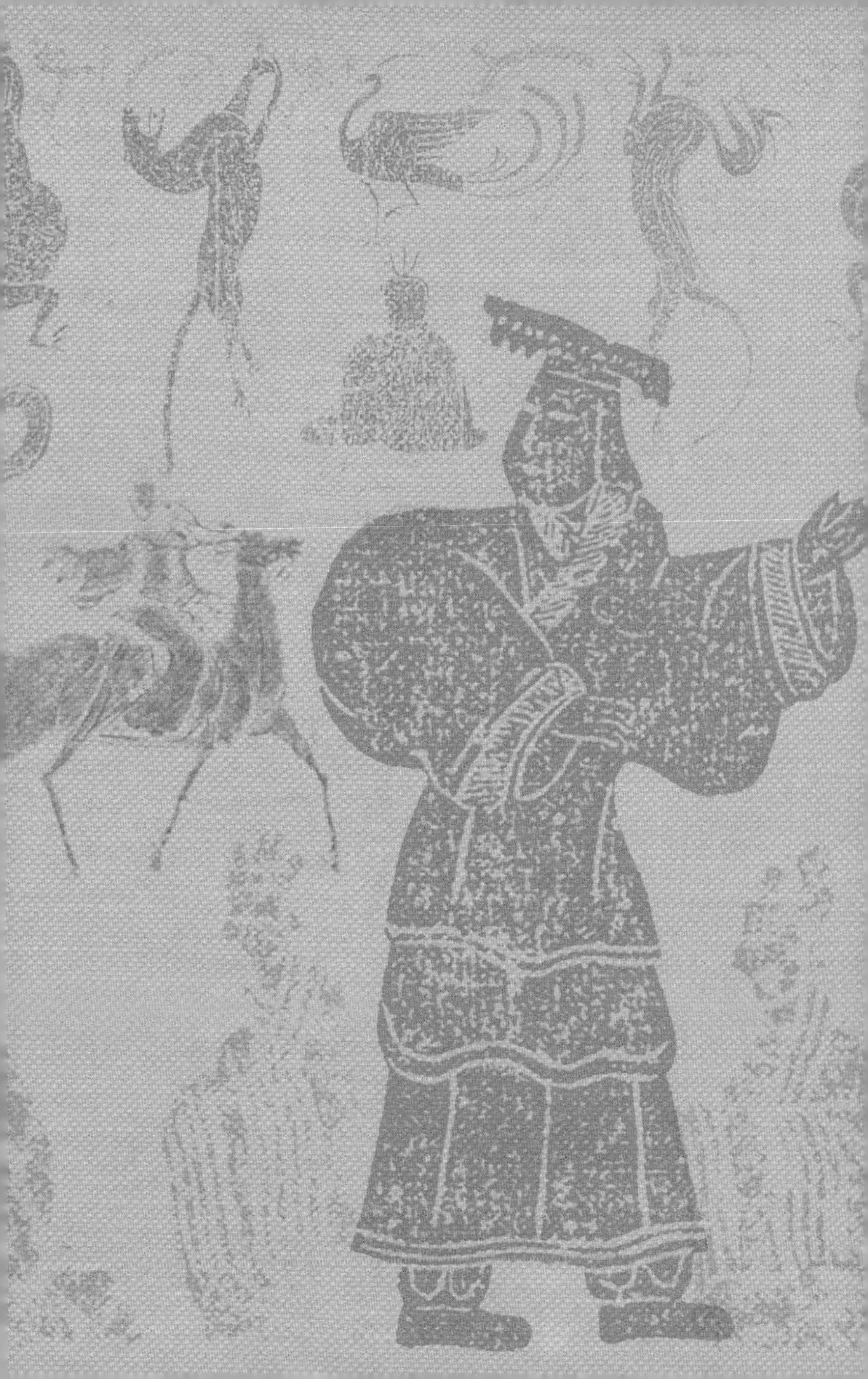

中国古医籍整理丛书

伤寒六经辨证治法

清・沈明宗　著

姜枫　赵纯　张慧珍　张荣欣　校注

中国中医药出版社

・北　京・

图书在版编目（CIP）数据

伤寒六经辨证治法 /（清）沈明宗著；姜枫等校注 . —北京：中国中医药出版社，2015. 12（2025. 1 重印）
（中国古医籍整理丛书）
ISBN 978 -7 -5132 -3019 -3

Ⅰ. ①伤… Ⅱ. ①沈… ②姜… Ⅲ. ①《伤寒论》—研究 Ⅳ. ①R222. 29

中国版本图书馆 CIP 数据核字（2015）第 310667 号

中国中医药出版社出版
北京经济技术开发区科创十三街31号院二区8号楼
邮政编码 100176
传真 010 64405721
北京盛通印刷股份有限公司印刷
各地新华书店经销
*
开本 710×1000 1/16 印张 11. 75 字数 85 千字
2015 年 12 月第 1 版 2025 年 1 月第 3 次印刷
书 号 ISBN 978 -7 -5132 -3019 -3
*
定价 35. 00 元
网址 www. cptcm. com

服务热线 010 64405510
购书热线 010 64065415 010 64065413
微信服务号 zgzyycbs
书店网址 csln. net/qksd/
官方微博 http://e. weibo. com/cptcm
淘宝天猫网址 http://zgzyycbs. tmall. com

国家中医药管理局
中医药古籍保护与利用能力建设项目
组织工作委员会

主 任 委 员 王国强

副主任委员 王志勇　李大宁

执行主任委员 曹洪欣　苏钢强　王国辰　欧阳兵

执行副主任委员 李　昱　武　东　李秀明　张成博

委　　员

各省市项目组分管领导和主要专家

（山东省）武继彪　欧阳兵　张成博　贾青顺

（江苏省）吴勉华　周仲瑛　段金廒　胡　烈

（上海市）张怀琼　季　光　严世芸　段逸山

（福建省）阮诗玮　陈立典　李灿东　纪立金

（浙江省）徐伟伟　范永升　柴可群　盛增秀

（陕西省）黄立勋　呼　燕　魏少阳　苏荣彪

（河南省）夏祖昌　刘文第　韩新峰　许敬生

（辽宁省）杨关林　康廷国　石　岩　李德新

（四川省）杨殿兴　梁繁荣　余曙光　张　毅

各项目组负责人

王振国（山东省）　王旭东（江苏省）　张如青（上海市）

李灿东（福建省）　陈勇毅（浙江省）　焦振廉（陕西省）

蔡永敏（河南省）　鞠宝兆（辽宁省）　和中浚（四川省）

项目专家组

顾　问　马继兴　张灿玾　李经纬

组　长　余瀛鳌

成　员　李致忠　钱超尘　段逸山　严世芸　鲁兆麟
郑金生　林端宜　欧阳兵　高文柱　柳长华
王振国　王旭东　崔　蒙　严季澜　黄龙祥
陈勇毅　张志清

项目办公室（组织工作委员会办公室）

主　任　王振国　王思成

副主任　王振宇　刘群峰　陈榕虎　杨振宁　朱毓梅
刘更生　华中健

成　员　陈丽娜　邱　岳　王　庆　王　鹏　王春燕
郭瑞华　宋咏梅　周　扬　范　磊　张永泰
罗海鹰　王　爽　王　捷　贺晓路　熊智波

秘　书　张丰聪

前言

中医药古籍是传承中华优秀文化的重要载体，也是中医学传承数千年的知识宝库，凝聚着中华民族特有的精神价值、思维方法、生命理论和医疗经验，不仅对于传承中医学术具有重要的历史价值，更是现代中医药科技创新和学术进步的源头和根基。保护和利用好中医药古籍，是弘扬中国优秀传统文化、传承中医学术的必由之路，事关中医药事业发展全局。

1949 年以来，在政府的大力支持和推动下，开展了系统的中医药古籍整理研究。1958 年，国务院科学规划委员会古籍整理出版规划小组在北京成立，负责指导全国的古籍整理出版工作。1982 年，国务院古籍整理出版规划小组召开全国古籍整理出版规划会议，制定了《古籍整理出版规划（1982—1990）》，卫生部先后下达了两批 200 余种中医古籍整理任务，掀起了中医古籍整理研究的新高潮，对中医文化与学术的弘扬、传承和发展，发挥了极其重要的作用，产生了不可估量的深远影响。

2007 年《国务院办公厅关于进一步加强古籍保护工作的意见》明确提出进一步加强古籍整理、出版和研究利用，以及

“保护为主、抢救第一、合理利用、加强管理”的方针。2009年《国务院关于扶持和促进中医药事业发展的若干意见》指出，要“开展中医药古籍普查登记，建立综合信息数据库和珍贵古籍名录，加强整理、出版、研究和利用”。《中医药创新发展规划纲要（2006—2020）》强调继承与创新并重，推动中医药传承与创新发展。

2003～2010年，国家财政多次立项支持中国中医科学院开展针对性中医药古籍抢救保护工作，在中国中医科学院图书馆设立全国唯一的行业古籍保护中心，影印抢救濒危珍本、孤本中医古籍1640余种；整理发布《中国中医古籍总目》；遴选351种孤本收入《中医古籍孤本大全》影印出版；开展了海外中医古籍目录调研和孤本回归工作，收集了11个国家和2个地区137个图书馆的240余种书目，基本摸清流失海外的中医古籍现状，确定国内失传的中医药古籍共有220种，复制出版海外所藏中医药古籍133种。2010年，国家财政部、国家中医药管理局设立“中医药古籍保护与利用能力建设项目”，资助整理400余种中医药古籍，并着眼于加强中医药古籍保护和研究机构建设，培养中医古籍整理研究的后备人才，全面提高中医药古籍保护与利用能力。

在此，国家中医药管理局成立了中医药古籍保护和利用专家组和项目办公室，专家组负责项目指导、咨询、质量把关，项目办公室负责实施过程的统筹协调。专家组成员对古籍整理研究具有丰富的经验，有的专家从事古籍整理研究长达70余年，深知中医药古籍整理研究的重要性、艰巨性与复杂性，履行职责认真务实。专家组从书目确定、版本选择、点校、注释等各方面，为项目实施提供了强有力的专业指导。老一辈专家的学术水平和智慧，是项目成功的重要保证。项目承担单位山东中医药大学、南京中医药大学、上海中医药大学、福建中医药大学、浙江省中医药研究院、陕西省中医药研究院、河南省中医药研究院、辽宁中医药大学、成都中医药大学及所在省市中医药管理部门精心组织，充分发挥区域间互补协作的优势，并得到承担项目出版工作的中国中医药出版社大力配合，全面推进中医药古籍保护与利用网络体系的构建和人才队伍建设，使一批有志于中医学术传承与古籍整理工作的人才凝聚在一起，研究队伍日益壮大，研究水平不断提高。

本着“抢救、保护、发掘、利用”的理念，该项目重点选择近60年未曾出版的重要古医籍，综合考虑所选古籍的保护价值、学术价值和实用价值。400余种中医药古籍涵盖了医经、基础理论、诊法、伤寒金匮、温病、本草、方书、内科、外科、女科、儿科、伤科、眼科、咽喉口齿、针灸推拿、养生、医案医话医论、医史、临证综合等门类，跨越唐、宋、金元、明以迄清末。全部古籍均按照项目办公室组织完成的行业标准《中医古籍整理规范》及《中医药古籍整理细则》进行整理校注，绝大多数中医药古籍是第一次校注出版，一批孤本、稿本、抄本更是首次整理面世。对一些重要学术问题的研究成果，则集中收录于各书的“校注说明”或“校注后记”中。

“既出书又出人”是本项目追求的目标。近年来，中医药古籍整理工作形势严峻，老一辈逐渐退出，新一代普遍存在整理研究古籍的经验不足、专业思想不坚定等问题，使中医古籍整理面临人才流失严重、青黄不接的局面。通过本项目实施，搭建平台，完善机制，培养队伍，提升能力，经过近5年的建设，锻炼了一批优秀人才，老中青三代齐聚一堂，有效地稳定了研究队伍，为中医药古籍整理工作的开展和中医文化与学术的传承提供必备的知识和人才储备。

本项目的实施与《中国古医籍整理丛书》的出版，对于加强中医药古籍文献研究队伍建设、建立古籍研究平台，提高古籍整理水平均具有积极的推动作用，对弘扬我国优秀传统文化，推进中医药继承创新，进一步发挥中医药服务民众的养生保健与防病治病作用将产生深远影响。

第九届、第十届全国人大常委会副委员长许嘉璐先生，国家卫生计生委副主任、国家中医药管理局局长、中华中医药学会会长王国强先生，我国著名医史文献专家、中国中医科学院马继兴先生在百忙之中为丛书作序，我们深表敬意和感谢。

由于参与校注整理工作的人员较多，水平不一，诸多方面尚未臻完善，希望专家、读者不吝赐教。

国家中医药管理局中医药古籍保护与利用能力建设项目办公室

二〇一四年十二月

许序

“中医”之名立，迄今不逾百年，所以冠以“中”字者，以别于“洋”与“西”也。慎思之，明辨之，斯名之出，无奈耳，或亦时人不甘泯没而特标其犹在之举也。

前此，祖传医术（今世方称为“学”）绵延数千载，救民无数；华夏屡遭时疫，皆仰之以度困厄。中华民族之未如印第安遭染殖民者所携疾病而族灭者，中医之功也。

医兴则国兴，国强则医强。百年运衰，岂但国土肢解，五千年文明亦不得全，非遭泯灭，即蒙冤扭曲。西方医学以其捷便速效，始则为传教之利器，继则以“科学”之冕畅行于中华。中医虽为内外所夹击，斥之为蒙昧，为伪医，然四亿同胞衣食不保，得获西医之益者甚寡，中医犹为人民之所赖。虽然，中国医学日益陵替，乃不可免，势使之然也。呜呼！覆巢之下安有完卵？

嗣后，国家新生，中医旋即得以重振，与西医并举，探寻结合之路。今也，中华诸多文化，自民俗、礼仪、工艺、戏曲、历史、文学，以至伦理、信仰，皆渐复起，中国医学之兴乃属必然。

迄今中医犹为国家医疗系统之辅，城市尤甚。何哉？盖一则西医赖声、光、电技术而于20世纪发展极速，中医则难见其进。二则国人惊羡西医之“立竿见影”，遂以为其事事胜于中医。然西医已自觉将入绝境：其若干医法正负效应相若，甚或负远逾于正；研究医理者，渐知人乃一整体，心、身非如中世纪所认定为二对立物，且人体亦非宇宙之中心，仅为其一小单位，与宇宙万象万物息息相关。认识至此，其已向中国医学之理念“靠拢”矣，虽彼未必知中国医学何如也。唯其不知中国医理何如，纯由其实践而有所悟，益以证中国之认识人体不为伪，亦不为玄虚。然国人知此趋向者，几人？

国医欲再现宋明清高峰，成国中主流医学，则一须继承，一须创新。继承则必深研原典，激清汰浊，复吸纳西医及我藏、蒙、维、回、苗、彝诸民族医术之精华；创新之道，在于今之科技，既用其器，亦参照其道，反思己之医理，审问之，笃行之，深化之，普及之，于普及中认知人体及环境古今之异，以建成当代国医理论。欲达于斯境，或需百年欤？予恐西医既已醒悟，若加力吸收中医精粹，促中医西医深度结合，形成21世纪之新医学，届时“制高点”将在何方？国人于此转折之机，能不忧虑而奋力乎？

予所谓深研之原典，非指一二习见之书、千古权威之作；就医界整体言之，所传所承自应为医籍之全部。盖后世名医所著，乃其秉诸前人所述，总结终生行医用药经验所得，自当已成今世、后世之要籍。

盛世修典，信然。盖典籍得修，方可言传言承。虽前此50余载已启医籍整理、出版之役，惜旋即中辍。阅20载再兴整理、出版之潮，世所罕见之要籍千余部陆续问世，洋洋大观。

今复有“中医药古籍保护与利用能力建设”之工程，集九省市专家，历经五载，董理出版自唐迄清医籍，都400余种，凡中医之基础医理、伤寒、温病及各科诊治、医案医话、推拿本草，俱涵盖之。

噫！璐既知此，能不胜其悦乎？汇集刻印医籍，自古有之，然孰与今世之盛且精也！自今而后，中国医家及患者，得览斯典，当于前人益敬而畏之矣。中华民族之屡经灾难而益蕃，乃至未来之永续，端赖之也，自今以往岂可不后出转精乎？典籍既蜂出矣，余则有望于来者。

谨序。

第九届、十届全国人大常委会副委员长

許嘉璐

二〇一四年冬

王序

中医学是中华民族在长期生产生活实践中，在与疾病作斗争中逐步形成并不断丰富发展的医学科学，是中国古代科学的瑰宝，为中华民族的繁衍昌盛作出了巨大贡献，对世界文明进步产生了积极影响。时至今日，中医学作为我国医学的特色和重要医药卫生资源，与西医学相互补充、相互促进、协调发展，共同担负着维护和促进人民健康的任务，已成为我国医药卫生事业的重要特征和显著优势。

中医药古籍在存世的中华古籍中占有相当重要的比重，不仅是中医学术传承数千年最为重要的知识载体，也是中医为中华民族繁衍昌盛发挥重要作用的历史见证。中医药典籍不仅承载着中医的学术经验，而且蕴含着中华民族优秀的思想文化，凝聚着中华民族的聪明智慧，是祖先留给我们的宝贵物质财富和精神财富。加强对中医药古籍的保护与利用，既是中医学发展的需要，也是传承中华文化的迫切要求，更是历史赋予我们的责任。

2010年，国家中医药管理局启动了中医药古籍保护与利用能力建设项目。这既是传承中医药的重要工程，也是弘扬优秀民族文化的重要举措，不仅能够全面推进中医药的有效继承和创新发展，为维护人民健康做出贡献，也能够彰显中华民族的璀璨文化，为实现中华民族伟大复兴的中国梦作出贡献。

相信这项工作一定能造福当今，嘉惠后世，福泽绵长。

国家卫生与计划生育委员会副主任

国家中医药管理局局长

中华中医药学会会长

王国强

二〇一四年十二月

马 序

新中国成立以来，党和国家高度重视中医药事业发展，重视古籍的保护、整理和研究工作。自1958年始，国务院先后成立了三届古籍整理出版规划小组，分别由齐燕铭、李一氓、匡亚明担任组长，主持制订了《整理和出版古籍十年规划（1962—1972）》《古籍整理出版规划（1982—1990）》《中国古籍整理出版十年规划和“八五”计划（1991—2000）》等，而第三次规划中医药古籍整理即纳入其中。1982年9月，卫生部下发《1982—1990年中医古籍整理出版规划》，1983年1月，中医古籍整理出版办公室正式成立，保证了中医古籍整理出版规划的实施。2002年2月，《国家古籍整理出版“十五”（2001—2005）重点规划》经新闻出版署和全国古籍整理出版规划领导小组批准，颁布实施。其后，又陆续制定了国家古籍整理出版“十一五”和“十二五”重点规划。国家财政多次立项支持中国中医科学院开展针对性中医药古籍抢救保护工作，文化部在中国中医科学院图书馆专门设立全国唯一的行业古籍保护中心，国家先后投入中医药古籍保护专项经费超过3000万元，影印抢救濒危珍、善、孤本中医古籍1640余种，开展了海外中医古籍目录调研和孤本回归工作。2010年，国家财政部、国家中医药管理局安排国家公共卫生专项资金，设立了“中医药古籍保护与利用能力建设项目”，这是继1982～1986年第一批、第二批重要中医药古籍整理之后的又一次大规模古籍整理工程，重点整理新中国成立后未曾出版的重要古籍，目标是形成并普及规范的通行本、传世本。

为保证项目的顺利实施，项目组特别成立了专家组，承担咨询和技术指导，以及古籍出版之前的审定工作。专家组中的许多成员虽逾古稀之年，但老骥伏枥，孜孜不倦，不仅对项目进行宏观指导和质量把关，更重要的是通过古籍整理，以老带新，言传身教，培养一批中医药古籍整理研究的后备人才，促进了中医药古籍保护和研究机构建设，全面提升了我国中医药古籍保护与利用能力。

作为项目组顾问之一，我深感中医药古籍保护、抢救与整理工作的重要性和紧迫性，也深知传承中医药古籍整理经验任重而道远。令人欣慰的是，在项目实施过程中，我看到了老中青三代的紧密衔接，看到了大家的坚持和努力，看到了年轻一代的成长。相信中医药古籍整理工作的将来会越来越好，中医药学的发展会越来越好。

欣喜之余，以是为序。

中国中医科学院研究员

马继兴

二〇一四年十二月

校注说明

《伤寒六经辨证治法》，清代沈明宗著，成书于康熙三十二年（1693）。沈明宗，字目南，号秋湄，槜李（今浙江嘉兴）人，生卒不详，约生活于清顺治至康熙年间。沈氏因《伤寒论》文辞古奥，义理深微，读者难升堂奥，并认为王叔和整理《伤寒论》编次不明、成无已《注解伤寒论》顺文注释，故著本书，重加编注，以倡《伤寒论》要义。此外，沈氏尚著有《金匮要略编注》《虚劳内伤》《温热病论》《女科附翼》等书。

据《中国中医古籍总目》记载，本书版本主要有清康熙三十二年（1693）世德堂刻本、清嘉庆十四年己巳（1809）刻本、清步月楼刻本（1693）、清刻本（1693）、《医征》本（清康熙年间）、1937年上海大东书局排印本（《中国医学大成》所收）等。本次校注以清康熙三十二年（1693）世德堂刻本为底本，以大东书局排印本（简称“大东本”）为主校本，以《伤寒论》赵开美本为他校本。

此次校注的有关问题说明如下。

1. 采用现代标点方法，对原书进行标点。

2. 改原书竖排版为横排版，原书中繁体字、异体字、俗写字、古字径改为规范简体字。

3. 不规范的药名“括蒌”径改为“瓜蒌”，“（山）查”径改为“（山）楂”。

4. 因书改横排，原书表示前后文义的方位词“右”径改为“上”。

5. 原书通假字予以保留并于首见处出注说明。

6. 对难字、生僻字词加以简注。

7. 同词同义在文中需多次出注者，只在首见处出注。

8. 原书每卷卷首有“张仲景伤寒六经辨证治法”“槜李沈明宗目南甫编注”，卷尾有“张仲景伤寒六经辨证治法卷×终”等字样，今删。

9. 原书目录前两页误订为《医征·温热病》目录，今据正文重新整理，不出校记。

伤寒论序[1]

国朝以来，刻医书者甚多，吾亦尽得而睹，其意在艺籍[2]书鸣，书行而艺因之以售[3]，故其大半纂集前人，附会成编，足以眩目浅学，识者见之，为梨枣[4]攒眉[5]，如吾目南沈先生是刻，则不然也。先生少攻举子业，旋弃去，潜心禅宗，得大圆镜智[6]，旁通及医典。少失偶，不复娶，客游燕都[7]，回次邗江[8]，因缘缔合，遂止焉。邗之抱疴求拯者，户外日盈踵，暇则与诸及门考论医宗，凡二十余年。岁丁卯[9]，余游邗江，一见遂订为性命交。后吾还新安，八年而先生书梓成，问序于吾。曰：先生殆如来释迦[10]，欲吾为阿难迦叶[11]，从旁宣导者乎？夫医之为道，不明由来，儒者沉潜章句，博而罔约，能入乎其中，不能出乎其外，居常谈论，则路路旁通，临病决诊，则此是彼

---

① 伤寒论序：大东本作“吴序”，据内容当为《医征》的序文。

② 籍：大东本作“藉”，凭借。籍，通“藉”。《汉书·九十义纵传》：“治敢住，少温藉。”

③ 售：传播。

④ 梨枣：指书版。

⑤ 攒眉：皱眉，表示不愉快。

⑥ 大圆镜智：指可如实映现一切法之佛智。

⑦ 燕都：古地名。或称燕京，为燕国都城而得名，即今北京。

⑧ 邗（hán 含）江：古地名。在今江苏扬州。

⑨ 丁卯：指清康熙二十六年，即公元1687年。

⑩ 如来释迦：即如来，释迦牟尼的十种称号之一。

⑪ 阿难迦叶：释迦牟尼的弟子。

是。故其处方投剂，每多方枘圆凿①，售者初知药味，奈彼福缘深厚，加之世法圆通，遇合皆恃情投，设剂间亦取验，病者在在②归功，伊亦自谓得道，轩岐之旨泯焉昧焉。呜呼！医灯之焰，不续久矣！百年之间，数千里之内，亦有闻人，闻者，非吾所欲闻，彼不闻而吾切欲得闻者，又何从而得过焉？噫！岂世俗之当然，而阴阳之贵混欤？此先生《医征》之梓，不容已也。吾昔有志乎此，今为搁笔矣，惟愿世之学者，由斯悟入，得仲景之正眼，至不知有目南，并且不知有仲景，不以一病之不治而致疑，不以众病之能治而快意，明乎天下之正理，即天下之定法，天下之定法，即千百世之定法，则庶乎其可矣。

古歙③同学弟吴人驹④灵樨氏拜撰

① 方枘（ruì 瑞）圆凿：指方形榫头与圆形卯眼，两不相合。喻格格不入。

② 在在：处处，各方面。

③ 歙（shè 社）：古地名。今安徽省歙县。

④ 吴人驹：清代医家，字灵雅。撰《医经承启》。

自序[1]

夫医之为道，轩岐已[2]前，无文可考。惟仰观天之六气，俯察地之五运，正则为发生，邪则为病生。故以五运六气，为民生疾病之本；问答脏腑经络诸病，以成《灵》《素》之书。张仲景继阐风伤卫、寒伤营为《伤寒论》，而括燥湿于寒伤营，春夏温热该[3]于风伤卫，乃以寒热阴阳生成之理，难容少间[4]。讵[5]识后人心光无慧，不能鉴察圣贤底蕴，惟见彰著于方册者？即唱论效方，从而和之，隐而未发者，则置之不论矣。余尝以《灵》《素》《伤寒》《金匮》参读，而稽[6]之六气只有伤寒、伤湿、伤暑，而温热、燥病永隐无传。呜呼！世之临证者，以春夏温热病，皆作伤寒治之也，间有论及温热者，皆言冬伤于寒、春必病温之一端，非关于六气时令感冒之温热病，未尝不掩卷而叹，三复兴思，是皆未识长沙风伤卫，而括温热之旨矣。故余谨遵少阴、少阳之经旨，而撰方论二卷，即仲景所谓大邪中表之证，其小邪中里诸病，已经载于《金匮》。惟七情内伤，未经悉具，所以亦述二卷，统附于末。深冀后之读者，以外感、

---

① 自序：原缺，据大东本补，据内容当为沈氏《医征》的序文。

② 已：通“以”。《汉书·文帝纪》：“年八十已上，赐米人月一石，肉二十斤，酒九斗。”

③ 该：通“赅”，包括。《楚辞·招魂》：“招具该备。”

④ 少间：些微空隙。

⑤ 讵：岂，表示反诘。

⑥ 稽：考核，比较。

内伤合参其理，即得全体大用，故皆证为医学之纲，统其书名曰医征云尔。

时康熙癸酉①中秋后五日槜李②沈明宗秋湄氏重题于广陵③客舍

① 康熙癸酉：指清康熙三十二年，即公元1693年。
② 槜（zuì 最）李：古地名。今浙江嘉兴。
③ 广陵：古地名。今扬州。

目 录

卷　一

重编伤寒论大意

仲景之书，乃医方之祖，今人置之不读，反宗后世方书，讹谈医事，罔识伤寒之真，所以重编注释，征为医者之鉴也。夫寒乃六淫之一，气旺于冬，人感之者，必入太阳司命之经，即发头疼，身热，恶寒，脊强，腰痛，随其经络而显本寒标热，或直中阴经，皆名伤寒。《经》谓“人之伤于寒也，则为病热”是矣。然春病为风温，夏为暑热，秋为凉燥，惟冬月严寒谓之伤寒，而篇中犹有风伤卫，寒伤营，风寒两伤营卫之辨，因风为百病之长，善行而数变，在四时则随四时，在八方即随八方，所以仲景辨别营卫风寒，表里阴阳，虚实标本，而立汗吐下和温之法，精备之极。若以六经风伤卫篇，推治三时感冒，表里虚实之病，靡不神效。但文辞古奥，义理深微，读者不能顿升堂奥，视为银山铁壁，望涯而退。只因晋时王叔和编次不明，先以痉暍杂病诸篇冠之于首，湮没主病，更杂己见而为叙例，俾读者如入晦途，莫知其所之。嗟乎！千有余年，而读仲景伤寒书者，尽失伤寒之旨矣！即宋成无己顺文注释，欠表明白，惟明代方有执《条辨》，喻嘉言《尚论篇》，勘破叔和之谬，后学始有所赖。奈程郊倩[1]效颦，复作《后条辨》，故骂叔和，究其条释，亦无后学之益。

---

① 程郊倩：即程应旄。清代医家，字郊倩。著有《伤寒论后条辨》。

然喻嘉言《尚论》① 可谓超越众人之见，但注中间有矫辟②前人，自遗本文注释，而篇中精义颇多，忽略处亦未鲜矣，如六经篇目，合并过经不解，劳复，阴阳易病，另列篇名，诚为妥当。然有正治之法，编入误治条下，而风寒两伤误治诸条，或结胸痞硬同见，或失用大青龙独用桂枝，或单用麻黄诸误，竟不提明分析，此亦失于检点③。今余六经篇目并合过经诸名，仍步嘉言之旧，惟以正治汗吐下，次之于前，误治变端，次之于后，风寒两伤误治诸变，逐段拈出，然虽编次，而仲景以风寒、阴阳、表里、虚实，前后互举繁多，余今不过提其篇中大纲而已，须以三阴三阳参照，始得仲景之意，公诸同志，聊佐高深之助，未识首肯否。

太阳上篇证治大意

太阳一经，仲景明其奥义，而一经之中分出风伤卫，寒伤营，风寒两伤营卫诸证，故先列风伤卫于上篇，取其脉证正治之法，冠于篇首，误汗吐下温针，悉隶于后。然虽曰伤寒，诚乃风伤卫证，俾观者趋④登径路，不致混读。

太阳之为病，脉浮，头项强痛而恶寒。

此互⑤太阳风寒脉证之总纲也。《经》云：伤寒一日，巨阳受之。巨阳者，诸阳之所属也，其脉连于风府，下行循背腰而至足，故头项痛，腰脊强。仲景以太阳皮毛相合，补其脉浮而

---

① 尚论：指《尚论篇》。
② 矫辟：矫正、驳斥。
③ 检点：谓慎重地查检。
④ 趋：尽快。
⑤ 互：关照、对应。

风寒之未备，以后凡言太阳一经风伤卫，寒伤营，风寒两伤营卫，必具此脉证也。

按：脉浮，头项强痛而恶寒，是属太阳脉证。若浮缓，汗出恶风，乃风伤卫气而为中风。浮紧而无汗恶寒，乃寒伤营血而为伤寒。若浮紧无汗而见烦躁，乃风寒两伤，寒多风少之证。或伤寒脉浮缓，即风多寒少之证也。或见本证而无本脉，不可直施麻、桂、青龙等汤，当察气血阴阳虚实之偏，或挟旧疾致病，当固元气为主。然太阳一经，非惟冬月，而四时皆有，但分风寒火热燥湿之异。若在春月，头项强痛，恶风，脉缓或弦为风；夏月，脉浮而洪为火；季夏，脉沉而细为湿；秋月，脉浮细紧为燥。若以篇中六经风伤卫证，推治春夏感风温热诸病，易如反①掌。但邪入腠理，太阳为先，而当令之经，应接显病，不可不识。奈今庸流不别风寒暑湿燥火，脉之浮沉紧缓，时之春夏秋冬，一见头疼身热，遂作太阳伤寒发汗，混同施治，诛伐无过，元气顿削，病剧至死，故复表出。

病有发热恶寒者，发于阳也，无热恶寒者，发于阴也，发于阳者七日愈，发于阴者六日愈，以阳数七、阴数六也。

此别阴阳治病之机，则知愈病之期也。《易》谓：水流湿，火就燥，云从龙，风从虎②。而风为阳邪，卫气属阳，以阳从阳，风伤太阳卫分，故发热恶寒，为发于阳，阳以数七，乃七日经气来复，而病当愈。寒乃阴邪，营气属阴，以阴从阴，寒邪初伤太阳，营分未郁卫气为热，故无热恶寒，为发于阴，少顷郁住卫气，必发身热，阴以数六，则六日经气来复，而病当愈。此互中篇或已发热，或未发热之义，非阴寒直中无热之谓也。

---

① 反：原作“民”，据大东本改。

② 水流……从虎：语见《易·乾》。

太阳病，头痛至七日已上自愈者，以行其经尽故也。若欲再作经者，针足阳明，使经不传则愈。

太阳头痛，至七日已上自愈者，是该风伤卫，阳数七而言，若寒伤营，则当阴数六而言矣。盖太阳一经头痛，绵缠至于七日而愈者，乃邪伤太阳，本经已尽，阴阳气复，将欲自愈。或邪盛而不愈，势必再传他经，非阳明即少阳。或三阴受之，故当针足阳明，以通胃气，充溢脏腑，杜绝风寒，无有可传之路，势必外出，谓使经不传则愈。然太阳羁留七日，则三阳三阴皆可类推，有谓六日传至厥阴经尽，七日再传太阳，当针足阳明，使邪归阳明不犯他界，岂有初病太阳而不针阳明，反让邪传至于六经俱尽，气血尽伤，然后针足阳明者乎？前人注释俱差。

欲自解者，必当先烦，乃有汗而解，何以知之？脉浮，故知汗出解也。

此互风寒欲解也。邪正郁于营卫，犹兵寇之围困，天地之郁蒸，然营卫经气欲复，气机一动，邪不能容，正邪相争，必当先烦，送邪汗出而解。但邪机向外，脉必应浮，设不应浮，要知此烦即是传里之机，不可不识。非但三阳欲解，即三阴亦可类推。盖自解证，有从衄解，有下血而解，有从下利而解，有从小便暗除解者，此即太阳战汗之一端，或从脉辨，或从证参，仲景妙义散于诸篇，务必合参则备。

太阳病，欲解时，从巳至未上①。

此病愈必有时候也。凡病解时，必从经气自旺，而巳午未

---

① 从巳至未上：相当于9～15时。上，表示在规定的时间范围内，巳至未，指巳、午、未三个时辰。

太阳阳旺，故病得解，此乃阴病而取阳和之义。

以上五条，风伤卫，寒伤营总法。

太阳病，发热，汗出，恶风，脉缓者，名为中风。

此太阳风伤卫脉证也。第一条言脉浮，头项强痛而恶寒，此加发热，汗出，恶风，脉缓，乃补太阳风伤卫，表证全具，而为中风，但后言中风二字，即括发热，汗出，恶风，脉缓在内，余皆仿此。

太阳中风，阳浮而阴弱，阳浮者，热自发，阴弱者，汗自出，啬啬恶寒，淅淅恶风，翕翕发热，鼻鸣干呕者，桂枝汤主之。

此风伤卫正治法也。风邪属阳而伤卫气，故阳脉浮，阴无邪助而脉弱矣。然风寒伤于太阳，脉必皆浮，但阳缓，阴紧有别耳。若卫分受风，其性属温，阳强不固，腠理开发，阴气扰乱，不能自守，则汗自出，内气馁而啬啬恶寒，腠理疏而淅淅恶风。此虽风寒互举，义实重于恶风。然伤风，恶风，未有不恶寒者，伤寒恶寒，未有不恶风者。后人传谓伤风恶风，伤寒恶寒，苟简①辨证，岂免贻祸后人？而翕翕发热，即气蒸湿润之热，较伤寒干热不同。风邪上壅则鼻鸣，犯肺则干呕，以桂枝汤解肌而为主治。但桂枝行阳化气，芍药收阴敛汗，姜枣得桂，则宣和营卫，得甘草补中而散邪，然药味俱是一阴一阳，相合成方，调和营卫，俾欲汗出而肌表自解，与麻黄汤开鬼门驱寒迥殊。

桂枝汤

桂枝去皮，辛热　芍药苦酸，微寒　生姜辛温，各三两　大枣甘

① 苟简：草率而简略。

温，十二枚，擘　甘草甘，平，二两，炙

上五味，㕮咀，以水七升，微火煮取三升，去滓，适寒温服一升。服已，须臾啜热稀粥一升余，以助药力。温覆令一时许，通身漐漐微似有汗者益佳，不可令如水流漓，病必不除。若一服汗出病瘥，停后服，不必尽剂。若不汗，更服，依前法。又不汗，后服小促其间，半日许，令三服尽。若病重者，一日一夜服，周时观之。服一剂尽，病犹在者，更作服。若不汗出者，乃服至二三剂。禁生冷、黏滑、肉面、五辛、酒酪、臭恶等物。

凡服桂枝汤，啜[1]热稀粥一升，以助药力，温覆取微似汗，千有余年，从来不讲，今特明之，业医者不可弃之而不用。盖桂枝汤原为风伤卫气，邪在肌肤，仅取微微似汗而设，但桂枝气味俱薄，服过片时，其力即尽，尝有不及之弊，故病不除。所以仲景巧思营卫同源，出于中焦，非和胃气，则药力不行，非药力，则风邪不去，故以桂枝汤专和营卫，助以热稀粥，补胃气而益气血之源，使胃气长而营卫充，营卫充则药力行，邪气才能得解，此神妙至精之法。非惟冬月，即春夏秋三时感冒，用败毒、香苏、羌防等汤，亦可仿此，则一剂全瘳[2]矣。盖三时感冒，皆是风邪为病，正欲胃气充盛，则风邪散而不传于内。俗医不明，一见头疼发热，不惟不用此法，反禁饮食，肆投苍、朴、楂、曲消克胃气，何异开门延盗？岂能治伤寒者哉？

太阳病，发热汗出者，此为营弱卫强，故使汗出。欲救邪

---

① 啜：原作“歠”，据大东本、赵开美本《伤寒论》改。
② 瘳（chōu 抽）：病愈。

风者，宜桂枝汤主之。

卫分受邪，扰乱营气，故发热而自汗出，欲治汗出风伤卫证，唯有桂枝汤，而无别法也。

病当自汗出者，此为营气和，营气和者外不谐，以卫气不共营气和谐故耳。以营行脉中，卫行脉外，复发其汗，营卫和则愈，宜桂枝汤。

风邪入卫而不入营，为营气和。然不与卫气和谐者，诚是卫气受邪，不与营和耳，故以桂枝汤解去卫邪，营卫自和则愈。

病人脏无他病，时发热，自汗出，而不愈者，此为卫气不和也。先其时发汗则愈，宜桂枝汤主之。

此嘱宿无他病，即用发表解肌也。病人脏无宿疾，而有头痛，发热，自汗表证，乃因风邪伤卫，卫气不和，当用桂枝汤，和营卫解肌则愈。若有旧疾他病，不可乱施麻桂二汤，须明虚实补泻，则无误矣。

太阳病，初服桂枝汤，反烦不解者，先刺风池、风府，却与桂枝汤则愈。

此服桂枝汤不解，刺后仍用桂枝汤为法也。服桂枝汤反烦不解，斯非桂枝汤不当用，乃服之不如法耳。然太阳中风为表虚，必当桂枝和营卫解肌为是，但气味俱薄，务啜稀热粥以助药力，则周身漐漐微汗，其病立愈。此必微汗，亦未曾得，肌窍未开，徒引风邪扰乱阴气，邪无出路，内郁生烦，故刺风池、风府太阳经穴，开泄风热壅甚之烦，再与前汤，其邪立解。

风家，表解而不了了者，十二日愈。

此阳病解后阴和之也。用解肌而表邪虽解，卫气扰乱，未得遂宁，故不了了。斯伤风乃阳病解后，须得六日阴气来复，和其卫气，则能了了。此表解已过六日，故俟①十二日，阴气重复而愈。可②知伤寒未和，当取七日阳气来复，和其营气，不待言矣。盖前云发于阳者七日愈，发于阴者六日愈，与此不符者，何也？前乃但言本经正气复而病自愈，此言阳病阴和，阴病阳和而愈，两者反复参看，则变化无穷矣。

太阳病，外证未解，脉浮弱者，当以汗解，宜桂枝汤。

伤风外证未解，脉虽浮弱无力，必欲桂枝汤解肌，此为定法。

以上十三条，太阳风伤卫，正治之法。

酒客病，不可与桂枝，得汤则呕，以酒客不喜甘故也。

平素多饮，湿热内壅，若以桂枝辛甘，投与酒客，甘能滞气，壅其湿热，得汤则呕也。

凡服桂枝汤吐者，其后必吐脓血也。

前云脏无他病，可用桂枝解肌，此二条平素湿热内壅，卒投桂枝辛甘，壅助其热，故令人吐，而吐后风邪内结，湿热相蒸，必成喉痹痈脓，故吐脓血，然辛甘既不可用，必当辛凉，解其内蓄湿热，兼之解肌可也。

斯二条，即脏有他病，余皆仿此。

桂枝本为解肌，若其人脉浮紧，发热，汗不出者，不可与也，当须识此，勿令误也。

桂枝汤原因风伤卫解肌而用，脉浮紧，发热，汗不出者，乃寒伤营证，与之则封闭腠理，邪无出路，遗患无穷，当须识此之戒，勿令误也。

---

① 俟（sì 四）：等待。

② 可：原作“要”，据大东本改。

中风发热，六七日不解而烦，有表里证，渴欲饮水，水入则吐者，名曰水逆，五苓散主之。多服暖水，汗出愈。

此太阳表里两解也。发热六七日，经病未解而传于腑，腑热冲心则烦，兼犯于胃，津液消耗，则渴欲饮水，腑气不宣，水入即吐，但经腑并见，为有表里证，故以桂枝解表，合四苓以泻腑邪，则经腑两解矣。盖多服暖水，犹服桂枝汤啜稀热粥之法，但啜粥以助胃中营卫之气，而暖水乃助膀胱水腑之津，俾膀胱气盛，则溺汗俱出，经腑同解，至妙之法，可不用乎？

五苓散

猪苓十八铢　泽泻一两六铢半　茯苓十八铢　桂枝半两　白术十八铢

上五味为末，以白饮①和服方寸匕，日三服。

太阳病，小便利者，以饮水多，必心下悸，小便少者，必苦里急也。

此以小便验里证虚实也。饮水多而小便利，病人心下悸者，属阳虚不能制水而利也，心下不悸而小便利者，无里证也。若饮水而小便少者，膀胱气热消水，里热可知矣。

太阳病，发汗后，大汗出，胃中干，烦躁不得眠，欲得饮水者，少少与饮之，令胃气和则愈。若脉浮，小便不利，微热消渴者，五苓散主之。

此误汗救逆，兼辨腑证也。当行解肌而反发汗，幸无他变，但伤胃中津液，余邪入内，故烦躁不眠，欲得饮水，当须少少与之滋接，胃中津液和而病自愈。若脉浮，小便不利，即经邪并入于腑，膀胱气热，则肺气亦热，故表有微热，而里则消渴，

---

① 白饮：即米汤。

所以五苓洁净腑，两解经腑之邪也。

太阳病二三日，不能卧，但欲起，心下必结，脉微弱者，此本有寒分也。反下之，若利止，必作结胸。未止者，四日复下之，此作协热利也。

此表邪而内挟痰也。平素气虚，痰积于胸，外风内入，合腻胸中，痰气壅满，故二三日不能卧，但欲起。若甚者，心下必结，俗云挟痰伤寒是也。凡病痰饮，阳气必虚，故脉微弱，饮积膈间，谓本有寒，即痰也，此当小青龙主治。而反下之，邪气内陷，必作结胸。或下利，若利未止，而以通因通用，重复下之，邪陷肠中，则作协热利也。

太阳中风，下利呕逆，表解者，乃可攻之。其人漐漐汗出，发作有时，头痛，心下痞，硬满，引胁下痛，干呕短气，汗出不恶寒者，此表解里未知也。十枣汤主之。

此表风而挟内饮也。太阳表证而见下利呕逆，即当解表，不可攻下。但心下痞，硬满，引胁下痛，干呕短气，乃邪气内入，与素积痰饮搏结，而侵阳明少阳，故漐漐汗出，发作有时。然不恶风寒，即表解而内热蒸腾，里证已急，所以姑置太阳头痛为表解里未和，当以十枣汤下痰为急。此不用陷胸汤丸者，非因误下耳。

十枣汤

芫花熬　甘遂　大戟　大枣十枚，擘

上三味等分，各别捣为散，以水一升半，先煮大枣肥者十枚，取八合，去滓，内药末，强人服一钱匕，羸人服半钱，温服之，平旦服。若下少，病不除者，明日更服，加半钱，得快下利后，糜粥自养。

太阳病未解，脉阴阳俱停，必先振栗汗出而解，但阳脉微

者，先汗出而解，但阴脉微者，下之而解。若欲下之，宜调胃承气汤。

此无躁急之脉，知邪不传也。太阳表证未解，而脉无迟疾躁急，为阴阳俱停，乃邪正之气缠绵，不传他经为病矣。邪既不传，机当外向，必先振栗汗出而解。设不振栗，乃邪正俱虚，交结缠绵，不能传出于外，当责最虚之处，便是容邪之处，须察其脉，则知邪之在阳在阴，而以汗下之法。故诊阳脉微者，微邪尚在三阳，必先从汗而解。见阴脉微者，微邪在里，当从下解。然太阳相持日久，必侵胃腑，谓欲下之，宜用调胃承气，或小便不利，属膀胱腑病，当以五苓，亦为下也。

调胃承气汤

大黄四两，清酒浸　甘草二两，炙　芒硝半斤

上三味，吹咀，以水三升，煮取一升，去滓，内芒硝，更上火微沸，少少温服。

太阳病不解，热结膀胱，其人如狂，血自下，下者愈。其外不解者，尚未可攻，当先解外。外解已，但少腹急结者，乃可攻之，宜桃核承气汤。

此邪血搏结于腑也。经邪传入于腑，为热结膀胱，邪热冲心，故病如狂，入血，则血热沸腾，而下血乃正气有权，送邪随血而去，故下者愈。或血不下，而见头疼，身热，恶寒表证，当先解外。俟表解已，但少腹急结，用桃仁加入承气，破血攻瘀，犹恐经邪未尽，故加桂枝，兼动其血耳。

桃仁承气汤

桃仁五十个，去皮尖　大黄四两　桂枝　芒硝　甘草炙，各二两

上五味，以水七升，煮取二升半，去滓，入芒硝，更上火微沸，下火。先食温服五合，日三服。当微利。

太阳病，六七日，表证仍在，脉微而沉，反不结胸，其人发狂者，以热在下焦，少腹当硬满，小便自利者，下血乃愈。所以然者，以太阳随经，瘀热在里故也。抵当汤主之。

此太阳证而无正脉之辨也。风入于腑，腑热冲心，其人发狂，六七日头痛发热，表证仍在，反见脉微而沉，是非表脉，当察其变。然脉微者，邪不在阳，沉为在里，里当结胸，而反不结胸，其人发狂者，乃热在下焦结血，故少腹硬满，须验其小便，不利则是热邪壅结膀胱气分，当以五苓导水滋干。见小便自利，乃邪血壅结，当下其血，所谓太阳随经，瘀热在里，即膀胱之里也。盖前谓其外不解，尚未可攻，但如狂血下，瘀结未甚，而重于表，此发狂便利，少腹硬满，乃瘀结至甚，其表必轻，当重于血，故用抵当，峻攻坚垒无疑。

抵当汤

水蛭三十个，熬　虻虫三十个，熬，去翅足　桃仁二十个，去皮尖　大黄三两，酒浸

上四味，为末，以水五升，煮取三升，去滓，温服一升。不下再服。

太阳病，身黄，脉沉结，少腹硬，小便不利者，为无血也。小便自利，其人如狂者，血证谛也。抵当汤主之。

此血结与发黄相邻之辨也。身黄而脉沉结，必有瘀滞所致，当验其少腹满，小便不利，乃膀胱气结，发黄之征也，若小腹硬而身黄如狂，小便自利，即气通而血结，故用抵当无疑。

以上十二条，解肌而病不解，正谓传变伤寒，非误治之证也。

发汗后，水药不得入口为逆。若更发汗，必吐下不止。

腑邪壅逆，而服发散升提，内动其湿，故水药不得入口。

若更发汗，再动其湿，上涌下泻，则吐下不止。前人谓桂枝之禁，麻黄岂独不禁乎？此服发散风寒之药，皆有此逆，是当五苓导湿散邪为主，与前水逆同治。

太阳病，发汗，汗出不解，其人仍发热，心下悸，头眩，身瞤动，振振欲擗地者，真武汤主之。

此误汗而伤内阳之变也。伤风原为表虚，当以解肌为主，而反发汗，致伤上焦表里之阳，汗出而邪不出，故仍发热。阴气上逆，虚阳无主，则发头眩。肾水凌心，则心下悸。身瞤动，振振欲擗地者，乃汗伤肤廓胸中之阳，心神恍惚，似乎全无外廓，欲擗地中，避虚就实之义。然阳虚阴水横逆，故以苓、术坐镇中州，宣导玄武之水下行，芍药酸收上逆之阴，姜附补阳而逐水归源，则不驱邪而邪自去，故名真武汤也。

真武汤

茯苓　芍药　生姜　白术各三两　附子一枚，炮

上五味，以水八升，煮取三升，服七合，日三服。

若咳者，加五味半升，细辛、干姜各一两，若小便利者，去茯苓；若下利者，去芍药，加干姜二两；若呕者，去附子，加生姜五两。

太阳病，发汗，遂漏下不止，其人恶风，小便难，四肢微急，难以屈伸者，桂枝加附子汤主之。

此误汗而亡表阳津液救逆也。风伤卫，不当汗而汗伤卫气，表阳不固，则遂漏不止，汗出亡阳，而风邪不去，故恶风。膀胱气虚不化，故小便难。经谓阳气者，柔则养筋。今阳虚失温，筋脉不能轻蹺[1]，液脱不舒于筋，故四肢微急，难以屈伸，仍

① 蹺：屈伸。

用桂枝汤，和营卫而解表邪，加附子，固护元阳而救漏脱。

太阳病，吐之，但太阳病当恶寒，今反不恶寒，不欲近衣，此为吐之内烦也。

此吐伤津液之变也。太阳脉浮而见表证，非桂枝即麻黄，发表解肌，乃为定法。设误吐，而吐中是有发散之义，故表证退而不恶寒。但胸中无邪可吐，徒伤胸鬲[①]之阳与胃中津液，微邪反陷于里，内热生烦，则不欲近衣，故为吐之内烦。后人不识用吐的对之证，妄除吐法，假若无形之邪，去表入里，扰乱胸鬲之间，而无痰饮相挟，似结非结，此非汗下能除，若不用栀、豉涌吐，更有何法能去其邪？如此则又不可妄除圣贤之法矣。

太阳病，当恶寒发热，今自汗出，不恶寒发热，关上脉细数者，以医吐之过也。一二日吐之者，腹中饥，口不能食。三四日吐之者，不喜糜粥，欲食冷食，朝食暮吐，以医吐之所致，此为小逆。

此吐后病变脉变也。吐散表邪，故不恶寒发热而自汗出，但关部属胃，见脉细数，要知其病不在胸中，乃吐伤胸胃津液阳气之故也。一二日，病在太阳之表而吐，则伤胸鬲之阳，故腹中饥，口不能食。三四日，病在阳明上脘而吐，则伤胃中津液，而胃伤虚热，故不喜糜粥，欲食冷食。若伤脾中之阳，乾健失职，则朝食暮吐矣。然表里之邪，虽从涌吐而解，但伤脾阳，胃津未复，故为小逆，须当静以待时，阴阳和而自愈。

此下皆言误下之变。

---

① 鬲：通“膈”。《素问·风论》：“食饮不下，鬲塞不通。”

太阳病，外证未解者，不可下也，下之为逆，欲解外者，宜桂枝汤主之。

外证未解，下之为逆，即括结胸，痞满，协热下利等变之嘱。

太阳病，先发汗不解，而复下之，脉浮者不愈。浮为在外，而反下之，故令不愈，今脉浮，故知在外，当须解外则愈，宜桂枝汤主之。

虽误下脉证尚未变更，仍照脉证解表，乃为定法，此与少阳十七条，互发其义，当合参看。

太阳病，下之，其脉促者，不结胸，此为欲解也。脉浮者，必结胸也；脉紧者，必咽痛；脉弦者，必两胁拘急；脉细数者，头痛为止；脉沉紧者，必欲呕；脉沉滑者，协热利；脉浮滑者，必下血。

此互太阳风寒误下，邪气相随经络脏腑虚处变证也。误下脉促，而不结胸，因伤津液，阳邪炽盛，而脉踞蹵①，邪机外向，故为欲解。脉浮者，邪虽在表，机即向里，痰邪相搏，必结胸也。紧乃寒邪陷入于胸，逼火上逆，故咽痛。脉弦者，邪气不陷太阳胸膈，而传少阳之里，所以两胁拘急。然下则津液虚，而邪正气乱，故脉细数。但邪不陷胸，仍在经络之表，所以头痛未止，若脉沉紧，寒邪入里，而挟阴气上逆，故欲呕。沉滑者，沉为在里，滑脉为阳，乃风邪陷于肠胃，逼迫水谷下奔，故协热利。浮滑者，浮属太阳，滑为血实，邪入于腑，膀胱血热，故下血也。

太阳病，下之，微喘者，表未解故也，桂枝加厚朴杏仁汤

---

① 踞蹵：大东本作“倨促”。急促。

主之。喘家作，桂枝汤加厚朴、杏子佳。

此误下从本证加减两解也。下则徒伤胸胃之气，微邪陷入胸间，壅逆肺气，则微喘，然邪在胸膈，为表未解，仍用桂枝汤驱表，加厚朴以下胸胃之逆，杏仁顺肺气而定喘逆，故为佳也。

太阳病，下之，脉促胸满者，桂枝去芍药汤主之。若微恶寒者，去芍药方中加附子汤主之。

此误下脉促，辨阳气虚实也。下则扰乱阴阳之气，则脉促，邪入胸膈，几成结胸，但未结而满也，故以桂枝汤单提胸膈之邪，使从表解，去芍药者，恶其酸收，引邪内入故耳。若脉促胸满而微恶寒，乃虚而踞踞，阳气欲脱，又非阳实之比，所以去芍药方中加附子，固护真阳，可为见微知著之权。然伤风下后之恶寒，与未下之恶寒迥然有别，而汗后之恶寒，与未汗之恶寒亦殊。

太阳病，下之，其气上冲者，可与桂枝汤，方用前法。若不上冲者，不可与之。

此误下邪入阳明之变也。下之邪陷胸胃，内无痰饮、燥屎相结，故无结胸、下利等变。但邪无定向，即其气上冲，然风邪半入于里，法当上下分消，邪始得除而病得愈，故用桂枝汤，和解太阳胸膈之邪，从上表出。加前所误之药，以驱胃中之邪，而从下出，谓方用前法，其气不上冲者，此法漫无取义，故不可与。

太阳病，外证未除而数下之，遂协热而利，利下不止，心下痞硬，表里不解者，桂枝人参汤主之。

此互风寒误下，增变痞利，皆以此汤救逆也。表证未除而数下，徒伤其胃，风邪陷入肠胃，逼迫水谷下奔，则变协热下利不止。寒邪内陷太阳胸膈，则成心下痞硬，乃结者自结，肠胃中利者自利，外证未解，为表里不解也。然肠胃空虚，若不救逆，则痞利愈笃，但以风伤卫立法，故用理中汤，加人参辅助脾胃之气，桂枝以散表风，若寒伤营致变，当加麻黄，乃不治痞而痞自开，不治利而利自止矣。

桂枝加人参汤

桂枝　甘草炙，各四两　白术　人参　干姜各三两

上五味，以水九升，先煮四味，取五升，入桂，更煮，取三升，温服一升，日再夜一。

太阳病，桂枝证，医反下之，利遂不止。脉促者，表未解也。喘而汗出者，葛根黄连黄芩汤主之。

此误下而辨太阳与阳明也。不解肌而反下，邪气陷入肠胃，气虚下奔，遂利不止。见脉促，则邪机上逆带表，当以救逆之中兼解其表，即互桂枝人参汤之意也。但邪不陷太阳之里，径入胃腑，邪实气壅，上逆则喘，热蒸则汗出，故用葛根甘草黄连黄芩汤，清解阳明表里之热也。

葛根黄连黄芩汤

葛根半斤　甘草炙　黄芩各二两　黄连三两

上以水八升，先煮葛根，减至六升，入诸药，煮取二升，去滓，分二服。

病发于阳，而反下之，热入因作结胸。病发于阴，而反下之，因作痞。所以成结胸者，以下之太蚤[①]故也。

此互风寒下蚤，而变结胸痞硬也。病发于阳，即风伤卫，表证未尽而下蚤，邪陷于里，与痰搏结胸间，位高而痛，谓之

① 蚤：通“早”。《史记·项羽本纪》：“旦日不可不蚤自来谢项王。”

结胸，属阳而为实证。病发于阴，即寒伤营，表邪未尽而下蚤，寒邪内陷，与痰搏结心下，位低不痛而痞硬，属阴，是属虚也。此示未发表，或已发表，表邪未罢，不可遽[1]下之训也。

太阳病，脉浮而动数，浮则为风，数则为热，动则为痛，数则为虚，头痛发热，微盗汗出，而反恶寒者，表未解也。医反下之，动数变迟，膈内拒痛，胃中空虚，客气动膈，短气躁烦，心中懊侬，阳气内陷，心下因硬，则为结胸。大陷胸汤主之。若不结胸，但头汗出，余无汗，剂[2]颈而还，小便不利，身必发黄也。

此见结胸之辨也。浮为太阳之风，动为太阳之痛，数为太阳之热与虚，头痛，发热，微盗汗出，即风伤卫，表虚自汗本证，反恶寒，即恶风之互辞[3]。但太阳表证，则当解肌，而反下之，诛伐无过，胃中空虚，阳邪内陷，正气壅滞，故动数之脉反变为迟。邪陷胸膈则拒痛，膈间气逆不通，则短气躁烦，心中懊侬。阳气内陷，与痰搏结，心下因硬，故为结胸。而胸既已结，解肌发汗，漫无取义，惟当大陷胸汤丸，开其结满。或邪虽陷而不作结胸，但内外郁遏，肌表不通，湿热上蒸，则头汗出，余无汗，剂颈而还，膀胱表里气郁，所以小便不利，身必发黄也。

大陷胸汤

大黄六两　芒硝一升　甘遂一钱

上以水六升，先煮大黄，取二升，去滓，入芒硝，煮一二沸，内甘遂末，温服一升，得快利，止后服。

---

① 遽（jù具）：急。

② 剂（qí齐）：齐平。《说文》：“剂，齐也。”

③ 互辞：互文。

结胸者，项亦强，如柔痉状。下之则和，宜大陷胸丸。

此结胸最重证也。邪饮搏结，逼凑胸膈，胸背不得昂然舒畅，故如柔痉状。但陷胸汤入口，溜下胸膈，不能开破胸中坚垒，颈项何由得伸？故取陷胸丸，连滓煮服，加白蜜，留恋胸膈之间，而破上焦之结。因肺气壅逆，故加葶苈、杏仁，下其逆耳。

大陷胸丸

大黄半斤　葶苈　芒硝　杏仁熬黑，各半升

上四味，捣筛二味，内杏仁、芒硝，合研如脂，和散，取弹丸一枚，别捣甘遂末一钱匕，白蜜二合，水二升，煮取一升，顿温服之，一宿乃下。如不下更服，取下为效。禁如药法。

结胸证具，其脉浮大者，不可下，下之则死。

此结胸之变脉也。结胸而脉见浮大，乃表邪未清，而兼阳邪内炽，津液阴血尽伤。若以大陷胸攻其坚垒，而结胸必不能去，反伤胸胃津液阳气，阴阳俱散，外邪尽并于内，结而又结，卒难解开，所以下之则死。

结胸证具，烦躁者亦死。

此结胸死证也。结胸证具，乃指膈内拒痛，客气动膈，短气躁烦，心中懊侬，心下因硬，状如柔痉诸证而言，若见烦躁，乃因邪气在表而误下，诛伐无过，胃气空虚，津精血液，瓮干杯罄①，孤阳独露而无所附，故死。

小结胸病，正在心下，按之则痛，脉浮滑者，小陷胸汤主之。

此结胸之轻证也。痰邪结于心下位低，而按之则痛，不按

① 瓮干杯罄（qìng庆）：喻津精血液干涸、枯竭。罄，尽，空。

则不痛，陷内之邪原少，故为小结胸。但脉浮滑，乃属风热有余，故宜黄连、半夏、瓜蒌实，清热化痰，开结顺气，缓解热邪则愈。

小陷胸汤

黄连一两　半夏半升　瓜蒌实大者，一枚

上三味，以水六升，先煮瓜蒌取三升，去滓，内诸药，煮取二升，去滓，分温三服。

伤寒六七日，结胸热实，脉沉紧，心下痛，按之石硬者，大陷胸汤主之。

此风寒两伤误下，而变结胸痞硬两证也。风陷胸中，即成结胸，风化为热，故为热实。寒邪陷于心下，故脉沉紧而按之石硬。但心下痛，即为结胸，而石硬则为痞矣。虽然，邪有风寒之别，而治则独用大陷胸，荡涤结胸，使心下痞硬亦不能存矣。《尚论》谓伤寒误下，虽成痞，时亦有结胸之候；又谓紧脉有浮沉之别，浮紧主伤寒无汗，沉紧主伤寒结胸。杜撰非理，不可误听。

太阳病，医发汗，遂发热恶寒。因复下之，心下痞，表里俱虚，阴阳气并竭。无阳则阴独，复加烧针，因胸烦，面色青黄，肤瞤者，难治。今色微黄，手足温者，易愈。

此两伤营卫，寒多风少，汗下之变也。太阳风寒两伤，即当大青龙汤，发表散邪，医单发汗而伤其阳，故病不解，而遂发热恶寒，乃风伤卫，误汗伤阳之征也。见病不解，而复下之，则心下痞，乃寒伤营，邪陷之征也。因汗伤表，误下伤里，故为表里俱虚，阴阳并竭。因痞居心下，为无阳阴独，复加烧针，火邪助其风热，则发胸烦，但面色青黄肤瞤，是木气旺而土气衰，故为难治。今色微黄，胃气来复，故手足温，乃胃阳不败，为易愈也。

太阳病，重发汗，而复下之，不大便五六日，舌上燥而渴，日晡所①小有潮热，从心上至少腹硬满，而痛不可近者，大陷胸汤主之。

此结胸而兼阳明也。发汗复下，一误而再误，上下表里皆虚，邪陷入里，风热燥结，故不大便，津虚不得溉灌，则舌上燥而渴。然不大便，而日晡小有潮热，不惟太阳邪结，且兼阳明内实，故从心上至少腹硬满而痛不可近，病已危笃，二经之药，难以杂投，惟宜陷胸汤，从胸荡涤以及胃肠破其坚垒，乃攻太阳则阳明亦去矣。然此结胸与阳明胃实互明，而读者须识其意。但脏腑上下诸病，皆有兼证，推效此法，则为良工。

太阳病，下之而不愈，因复发汗，以此表里俱虚，其人因致冒，冒家汗出自愈。所以然者，汗出表和故也。得里未和，然后下之。

此先下后汗，虚而变冒也。不解肌而反下，虽然徒虚其里，幸邪不陷，而无他变，见头疼发热，表病未除，而复发其汗，逆施倒行，以致表里俱虚，邪正两衰，郁遏于上，犹物蒙蔽，神识昏迷，谓之郁冒。然冒家必于汗出，则郁遏之邪得解，表里两和而愈，或涉阳明内实未除，为里未和，然后下之。此汗不过桂枝，下不过大柴胡、五苓之类。

大下之后，复发汗，小便不利者，亡津液故也，勿治之。得小便利，必自愈。

凡病若发汗，若吐，若下，若亡血，亡津液，阴阳自和者，

① 日晡（bū 逋）所：申时，相当于下午3~5时。

必自愈。

未经汗下，小便不利者，邪盛也。若汗吐下后，小便不利者，过伤津液，须俟津回燥润。故二条必须阴阳和而小便自利，慎勿妄用利药，更伤津液，反致小便愈难，而大便艰涩也。

以上诸条，皆汗吐下，颠倒逆施之证治也。

微数之脉，慎不可灸。因火为邪，则为烦逆，追虚逐实，血散脉中，火气虽微，内攻有力，焦骨伤筋，血难复也。

此嘱非太阳本脉当禁火灸也。脉微数者，非伤寒正脉，必因平素阴虚火盛，而感外邪为病，误以火灸助邪，则为烦逆，见火邪虽微，内攻有力，必致焦骨伤筋，阴血难复，为祸不浅，宜深戒之。然非惟戒灸，即汗下亦须顾虑津液耳。

太阳病，以火熏之，不得汗，其人必躁，到经不解，必清血，名为火邪。

此风邪戒火熏取汗也。火熏取汗而不得汗，非惟病邪不解，火气反入于内，风火相逼，其人必躁。若到经七日，阴气不复，而病不解，邪火转入肝脏，必致清血，清同圊[①]也，因火致逆，故为火邪，当清火邪，勿治其血。

太阳中风，以火劫发汗，邪风被火热，血气流溢，失其常度，两阳相熏灼，其身发黄。阳盛则欲衄，阴虚则小便难，阴阳俱虚竭，身体则枯燥。但头汗出，剂颈而还，腹满而喘，口干咽烂，或不大便，久则谵语，甚者至哕，手足躁扰，捻衣摸床，小便利者，其人可治。

此为火劫汗致变剧证也。风为阳邪，火亦属阳，以阳从阳，风火相搏，邪热炽盛，则血气流溢，失其常度。两阳熏灼，阴

---

① 圊（qīng清）血：大便下血。圊，如厕。

血尽消，气郁不疏，身必发黄。阳邪上盛则衄，耗竭阴精，则小便难。上下内外津血皆伤，为阴阳俱虚竭，故身体枯燥，而无膏泽。邪痹肺胃，阳气不通于外，郁热上冲，故头汗出，剂颈而还，腹满而喘，口干咽烂。耗竭津液，故不大便而谵语。胃气将欲败亡则哕。消灼阴水，神识昏昧，故手足躁扰，捻衣摸床。凶危蜂起，则当验其小便利者，还有残阴一线未绝之征，知其人可治。

太阳病，二日反躁，反熨其背，而大汗出，大热入胃，口中水竭，烦躁必发谵语，十余日，振栗，自下利者，此实欲解也。故其汗从腰已下不得汗，欲小便不得，反呕①，欲失溲，足下恶风，大便硬，小便当数，而反不数及多，大便已，头卓然而痛，其人足心必热，谷气下流故也。

此误火变病，胃和自解也。太阳病二日反躁，是因风邪盛极。反以火熨其背，逼其大汗，胃中津竭，心火亢甚，故烦躁而谵语。至于十余日，忽然振栗下利，似乎邪从汗利两解，但汗从腰已下不得，而小便又不得，要知此利，即是胃邪逼迫肠中水谷之利，邪仍在胃，上冲则呕，下逼则失溲，而足下恶风，风邪扰胃，故大便难。然大便既难，则当小便数，而反不数及多者，乃邪从小便下渗暗除，津液已回，肠间润泽，大肠之邪，分从便出，则下气通而上行，故大便已，头卓然而痛，上气即得下行，足心必热，即胃气调和，水谷真气下流故也。

烧针令其汗，针处被寒，核起而赤者，必发奔豚。气从少腹上冲心者，灸其核上各一壮，与桂枝加桂汤，更加桂。注见

---

① 呕：原作“又”，据大东本改。

《金匮》。

火针误治，昔人混次篇中，乃继温针汗吐下法，然针法久湮，观者甚倦，但法中辨别，误伤阴阳表里营卫最精，故六经温针，概列于末。

卷　二

太阳中篇证治大意

盖凡经络，气血两分。风伤于卫，卫病而营不病，立桂枝汤，和营卫而解肌，尝有无汗不及之弊，粗工不解，误以麻黄发表，其祸立至，其变最巨，种种救逆之法，悉入上篇。此寒伤营证，营病而卫不病。然寒主阴凝，闭塞毛窍，非大开腠理，营分之邪，何由得出？故立麻黄汤，开腠发表。尝有汗之多少，太过不及，病之解否诸变，种种救逆，列于此篇。俾风寒不致混乱，业伤寒者，始得无失。

太阳病，或已发热，或未发热，必恶寒，体重，呕逆，脉阴阳俱紧者，名曰伤寒。

此太阳寒伤营之本脉证也。营气属阴，寒亦属阴，以阴从阴，所以寒邪伤营，壅遏阳气，标化为热，谓已发热。若邪始入，未郁阳气为热，为未发热，少顷阳郁，即发热矣。盖邪伤太阳寒水之经，阴凝血滞，营卫不利，故已发热未发热之间，必有恶寒，体重，寒应胃关，而为呕逆，寒主刚坚，故脉阴阳俱紧，谓之伤寒，无此脉证，不可作伤寒治也。

太阳病，头疼，发热，身疼，腰痛，骨节疼痛，恶风，无汗而喘者，麻黄汤主之。

此互上条证治也。寒主阴凝，感入太阳营分，凝滞经络，营卫不利，故发身热，头疼腰痛，骨节疼痛，恶风畏寒，无汗而为伤寒。然太阳之气，与肺之母气相合，邪从皮毛而入，郁逆肺气，以故作喘。寒主收敛，伤营则腠理闭密，故用麻黄甘热之品，大开腠理，桂枝辛热，入营驱寒，炙甘草以补中气为助，杏仁以利肺气之逆，即邪从汗而解也。

麻黄汤

麻黄三两，去节　桂枝二两　杏仁七十粒，去皮尖　甘草一两，炙

上四味，以水九升，先煮麻黄，减二升，去上沫，内诸药，煮取二升半，去滓，温服八合，覆取微似汗，不须啜粥。余如桂枝汤将息。

病发热头痛，脉反沉，若不差①，身体疼痛，当救其里，宜四逆汤。方见少阴篇。

此太阳证而见少阴脉也。邪在太阳，则发热头痛，乘虚传入肾间，故脉反沉，此乃阳证而见阴脉，表里双传之虚证也。然虽身疼，太阳表证不差，则当舍证从脉，急救肾中真阳为急，故宜四逆汤回阳，则表里自解矣。盖此与少阴病，始得之，反发热，脉沉者何异？但彼无头痛，乃邪在少阴，标现为热，病似太阳，故以麻黄、附子、细辛，温经散邪固阳，但与救阳，乃为异耳。

伤寒一日，太阳受之，脉若静者，为不传。颇欲吐，若躁烦，脉数急者，为传也。伤寒二三日，阳明少阴证不见者，为不传也。

此凭脉辨证，知邪传与不传也。脉浮而紧，为太阳正脉，乃静而不传他经矣。若颇欲吐，或躁烦，而脉数急，则邪机向里已著，势必传入他经为病，二三日，阳明少阳脉证不见，仍在太阳，知不传矣。

伤寒二三日，心中悸而烦者，小建中汤主之。呕家不可用

① 差：同“瘥”。病愈。

建中汤，以甜故也。

此下十条，太阳脉证，虚而又兼旧疾，皆宜建中，不可妄施汗下也。伤寒二三日之间，心中悸者，乃上中二焦阳虚阴逆之微，更加之烦，津液亦为不足，而邪渐内侵，故以小建中汤，建中气而和营卫，使心脾健旺，阴不上干，则烦悸止而邪不内传矣。呕家，乃因湿热素盛，建中之药，甘能助满，故不可用。

小建中汤

芍药六两　桂枝　甘草炙　生姜各三两　大枣十二枚　胶饴一升

上六味，以水七升，煮取三升，去滓，内胶饴，更上微火消解，温服一升，日三服。

脉浮紧者，法当身疼痛，宜以汗解之。假令尺中迟者，不可发汗。何以知之？然以营气不足，血少故也。

此尺脉迟者，戒发汗也。脉浮紧，身疼痛，寒伤太阳营分，必当发汗散邪。见尺中脉迟，则知元阳素薄，营血衰微，根蒂不固，敢以发汗而为尝试？必当先建中气，俟根本充盛，然后驱邪，始为良治。

脉浮数者，法当汗出而愈。若下之，身重心悸者，不可发汗，当自汗出乃愈。所以然者，尺中脉微，此里虚，须表里实，津液自和，便自汗出愈。

此内虚误治而戒汗也。阴气素虚，则脉浮数，乃邪气欲传未传之际，宜从汗散。因误下而伤气血，故身重心悸，然尺中脉微，乃肾中阳气亦微，故为里虚，不可再发其汗而伤阳，必俟表里阴阳气实，津液自和，则自汗出而愈。盖伤寒之邪，来如风雨，若不药而待津液元气自和，则邪入于里，顷成败证矣。此仲景意欲先用建中，和营卫而补正，不驱邪而邪自去，谓须表里实，津液自和，非不服药也。

咽喉干燥者，不可发汗。

咽喉干燥者，真阴津液素亏。若发其汗，更劫胃中津液，致变百出也。

淋家，不可发汗，发汗则便血。

盖热在下焦为淋，因肝肾膀胱气热，阴精素亏。若发其汗，重伤血液，气滞热壅，则便血也。

疮家，虽身疼痛，不可发汗，汗出则痓。

疮家，一身营血尽伤，寒邪伤营，则身疼痛。若发其汗，重伤血液，膀胱筋脉无养，外风袭虚，大筋软短则变为痓。

衄家，不可发汗，汗出必额上陷，脉紧急，目直视不能瞬，不得眠。

衄家，经络清阳之气素虚，阴血更为不足，若发其汗，气血尽伤，额上则陷，经脉枯燥，寒邪不解，故脉紧急。血不濡于诸经脉络，则目直视而不能转瞬，眼不能合，则不得眠。后人传谓伤寒见衄不可发汗，谬之甚矣。下篇伤寒衄血不解，以麻黄汤发汗，则邪散衄止，此戒素有衄血之人耳。

亡血家，不可发汗，发汗则寒栗而振。

亡血家，素成阳盛阴亏之体，然阴虚则阳基亦不固密，若发其汗，乃无阴可伤，反致真阳败越，故作寒栗而振，危险之道，可不慎哉！

汗家，重发汗，必恍惚心乱，小便已阴疼，与禹余粮丸。方缺。

汗乃心液，平素阴虚盗汗之辈，心血必虚，重发其汗，而伤心液，神明不宁，则恍惚心乱，然心伤则小肠之血亦伤，阳火内郁，故小便已阴疼也。

脉浮者，病在表，可发汗，宜麻黄汤。脉浮而数者，可发汗，宜麻黄汤。

此脉浮可发汗也。脉浮，乃指无汗脉紧，邪在太阳之表，故用麻黄汤发汗。浮数者，太阳将解未解，欲传未传之际，所以乘其转动之机，击其半渡[1]而已，故亦以麻黄汤发汗。若风伤卫，表证脉浮，则宜桂枝汤，不待言矣。

伤寒发汗，解半日许，复烦，脉浮数者，可更发汗。宜桂枝汤。

此寒解重感风邪也。伤寒发汗，已解半日许，则知邪从汗去矣。然复烦而脉浮数，势必重感风邪伤卫，故易其法，为更发汗，所以不用麻黄，而用桂枝也。

发汗已，脉浮数，烦渴者，五苓散主之。

此互风寒入腑，脉变浮数也。发汗后，经邪已退，但有腑热未清，故浮紧之脉而变为浮数，虽未见小便不利，然烦渴则膀胱里热已具，但恐经中余邪未尽，故用桂枝一味而解表邪，四苓以泻腑热也。

伤寒，汗出而渴者，五苓散主之。不渴者，茯苓甘草汤主之。

此腑证而辨多少也。伤寒汗出而渴，乃表邪已解。若无阳明、少阳里证而渴者，是属膀胱气热腑证，故用五苓两解，是无移易。或汗出而不渴，乃表多而腑证最微，但有经中余邪未尽，故用一桂之表、一苓之里，生姜、甘草和其营卫足矣。

以上四条，皆太阳正治也。

---

① 击其半渡：指敌方部队渡河登岸一半尚未集结时发动攻击，多能取胜。此借指运用麻黄汤的时机。《吴子兵法·料敌第二》："涉水半渡，可击。"

茯苓甘草汤

茯苓　桂枝各二两　生姜三两　甘草一两，炙

上四味，以水四升，煮取二升，去滓，分温三服。

伤寒，脉结代，心动悸者，炙甘草汤主之。一名复脉汤。

脉按之来缓，而时一止复来者，名曰结。又脉来动而中止，更来小数，中有还者反动，名曰结阴也。脉来动而中止，不能自还，因而复动，名曰代，阴也，得此脉者必难治。

此邪正两虚，而辨脉之促结代也。汗吐下后，营卫津液皆伤，邪正两衰，正气不能接续，故脉结代。而心动悸，当养正气，恢复营卫津液，则邪自退，而脉自复，故为复脉汤。仲景恐人不识促结代脉，自下注曰按之来缓，而时一止，复来者，即一息四至，缓脉而有歇至，乃卫气不充，故为结。若脉来动而中止，更来小数，中有还者，乃一息六至，数脉而有歇至，是阴血大虚，津液告竭，谓之促，故曰结阴。若脉来动而中止，不能自还，因而复动，乃一息五至，平脉而有歇至，则脏真之气亏极，不能相续，乃俟他脏之气，代行精隧，而为代，故曰代阴。然伤寒而见结、促、代脉，元气大虚，谓得此脉者，为难治。但当培补元气，则脉自复，而邪自退，故以桂枝汤和营卫，去芍药者，恶其酸收敛邪故也，炙甘草同麻仁，能补胃气以养脾血，而充济五脏，人参、麦冬以益元气，而生津液，以生地、阿胶并补真阴，使元阴有济，则阳气不散。盖结促代脉，虽有阴阳寒热之分，而复脉汤乃和营卫，而气血津液并补，则脏腑各受其济，阴阳自和，故能复也。

炙甘草汤

甘草四两，炙　生姜　桂枝各三两　人参　阿胶各二两　生地黄一斤　麦冬　麻子仁各半升　大枣十二枚

上九味，以清酒七升，水八升，先煮八味，取三升，去滓，内胶烊尽，温服一升，三日服。

发汗后，身疼痛，脉沉迟者，桂枝加芍药生姜各一两人参三两新加汤主之。

此汗伤表气救逆也。发汗而伤卫气，余邪未尽，故身疼痛，而脉沉迟，所以桂枝汤倍芍药、生姜宣和营卫，人参养正补虚，则不驱邪而邪自散。此汗后暴虚表卫之气，非真阳气虚，所以不藉姜、附回阳也。

未持脉时，病人叉手自冒心，师因教试令咳，而不咳者，此必两耳聋无闻也。所以然者，以重发汗，虚故如此。

此伤上焦阳气，望而知之也。汗伤心气，胸廓空虚，故叉手冒心，乃以实就虚故也。若以声试，教其咳而不咳，因阳虚不能上升，即两耳聋而无闻，以重发其汗如此。

发汗过多，其人叉手自冒心，心下悸，欲得按者，桂枝甘草汤主之。

此汗伤心气，水欲上陵①也。发汗致伤心阳，肾水将欲上陵，故心悸。而叉手自冒，欲得按者，乃以实而拒虚也，故用桂枝行阳，以伐肾邪，甘草和中，而复心脾之气，俾土气镇逆，肾邪则不上陵矣。

桂枝甘草汤

桂枝四两　甘草二两，炙

上二味，以水三升，煮取一升，去滓，温服。

发汗后，其人脐下悸者，欲作奔豚，茯苓桂枝甘草大枣汤主之。方注见《金匮》。

---

① 陵：侵犯。

发汗后，腹胀满者，厚朴生姜甘草半夏人参汤主之。

此汗伤脾气，微邪内侵也。吐下后腹胀，为正虚邪实，此汗伤脾胃之气，微邪内陷，引动浊阴，痰气上逆，故腹胀满。正汗后不传阳明，随虚传于太阴气虚之证，故用厚朴、生姜、半夏涤饮下逆而消胀满，人参、甘草补正和中，俾正气实而邪自退。世谓甘草益胀，却不知能除虚胀耳。

厚朴生姜甘草半夏人参汤

厚朴　生姜各半斤　半夏半升　人参一两　甘草二两，炙

上五味，以水一斗，煮取三升，去滓，温服一升，日三服。

伤寒汗出，解之后，胃中不和，心下痞硬，干噫食臭①，胁下有水气，腹中雷鸣，下利者，生姜泻心汤主之。

此汗伤胃气变痞也。汗伤胃气，微邪入里，与痰搏结心下，故成痞硬。脾胃气伤，则浊阴上逆冲心，所以干噫食臭。然水饮不得转输膀胱，横流胁下，为有水气，胃气虚而水谷不化，邪正搏击，则雷鸣下利。此汗后而成下利痞硬，乃太阳阳明元气大亏。故用干姜辛热散寒，姜、枣、参、半、甘草和中养正，而降浊逆，芩、连能解壅逆之热，名曰泻心者，乃泻心下之痞也。

生姜泻心汤

生姜四两　甘草炙　人参　黄芩各三两　干姜　黄连各一两　半夏半升，洗　大枣十二枚

上八味，以水一斗，煮取六升，去滓，再煎取三升，温服一升，日三服。

发汗病不解，反恶寒者，虚故也。芍药甘草附子汤主之。

---

① 干噫食臭（xiù 秀）：嗳气有食物的馊腐气味。噫，嗳气。

发汗后恶寒者，虚故也，不恶寒但恶热者，实也。当和胃气，与调胃承气汤。

此汗有伤阴、伤阳分治也。发汗病不解，反恶寒者，此伤表阳气虚，故为虚也。以芍药、甘草和营卫而收阴气之逆，熟附补阳散邪而退恶寒。若不恶寒而恶热，则是汗伤胃中津液，邪气已入阳明之腑，实热内蒸，所以恶热而为实证，当与调胃承气，专泻胃中内热之实也。

以上八条，发汗致伤阴阳也。

芍药甘草附子汤

芍药　甘草各三两，炙　附子一枚，炮

上三味，以水五升，煮取一升五合，去滓，分温服。

发汗后，不可更行桂枝汤。若汗出而喘，无大热者，可与麻黄杏仁甘草石膏汤主之。发汗后，饮水多者，必喘，以水灌之亦喘。

此风寒两伤，独用麻黄致变也。风寒两伤，单用麻黄汤发汗，风寒抟聚不散，故风应则汗出，寒逆则喘，但已误而不可再误，所以不可更行桂枝汤。此邪未入阳明之经，已入阳明之腑，故太阳表少，阳明里多，邪热相蒸，故汗出喘而身无大热矣，所以变大青龙，但取麻、杏、甘、石，和解太阳阳明之邪。盖发汗后饮水过多，水气上逆，射肺则喘，若强以水灌其身，欲令汗出解表，水气侵肤，肺气不利，故亦喘也。

麻黄杏仁甘草石膏汤

麻黄四两　杏仁五十个　甘草二两，炙　石膏半斤

上四味，以水七升，先煮麻黄，减二升，去上沫，内诸药，煮取二升，去滓，温服一升。

伤寒六七日，发热，微恶寒，肢节烦疼，微呕，心下支结，

外证未去者，柴胡桂枝汤主之。

此风寒两伤，太阳而兼少阳之治也。伤寒六七日，正当邪传入里，但发热恶寒，肢节烦疼微呕，风寒尚在太阳，而带少阳之界，与合病相似，但太阳证多，少阳证少，所以不与合病同治。此因其人素有痰饮内蓄，相招外邪，结于心下偏旁之处，故为支结，不因误下而成，兼有表邪，故用桂枝、芍药以解太阳之表，合柴胡汤，乃解少阳偏里之邪，俾外邪散而支结自开。此谓支结，即少阳胁下硬满之意也。

柴胡桂枝汤

桂枝　黄芩　人参各一两半　甘草一两，炙　半夏二合半　芍药一两半　大枣六枚，擘　生姜一两　柴胡四两

上九味，以水七升，煮取三升，去滓，温服。

伤寒有热，少腹满，应小便不利。今反利者，为有血也。当下之，不可余药，宜抵当丸。

伤寒蓄血，较中风蓄血，犹为凝滞，故变上篇之抵当汤为丸，煮而连滓服之，与结胸项强似柔痉，用大陷胸丸同意。盖汤者，荡也，阳邪入阴，一荡涤而即散，丸者，缓也，阴邪入阴，恐荡涤不尽，故缓而攻之，所以求功于必胜也，其曰不可余药者，即汤不变而为丸，不可得矣。

抵当丸

水蛭四十个　虻虫二十五个　桃仁二十个，去尖皮　大黄三两

上四味，杵分为四丸，以水一升煮一丸，取七合服之，晬时[1]当下血。若不下者，更服。

伤寒发热，汗出不解，心下痞硬，呕吐而下利者，大柴胡

① 晬（zuì 最）时：一昼夜。

汤主之。

此三阳俱见也。发热汗出不解，风邪已入阳明，寒邪已传太阳胸膈，故心下痞硬，兼有少阳，则呕吐而下利，但痞结之邪原少，故用大柴胡，仅和少阳阳明，则表里上下无不解矣。

大柴胡汤

柴胡半斤　黄芩　芍药各三两　半夏半升　生姜五两　枳实四两　大枣十二枚，擘

上七味，以水一斗二升，煮取六升，去滓，再煎，温服一升，日三服。一方用大黄二两，若不加大黄，恐不为大柴胡汤也。

伤寒，医下之，续得下利清谷不止，身疼痛者，急当救里。后身疼痛，清便自调者，急当救表。救里宜四逆汤，救表宜桂枝汤。

此互风寒下伤胃阳救逆也。下伤脾胃，里寒弥盛，则变下利清谷不止，故用四逆汤急救脾肾之阳，俟清谷止，而身疼未解，然后用桂枝汤，和营卫而解肌表之邪。

伤寒十余日，热结在里，复往来寒热者，与大柴胡汤。但结胸，无大热者，此为水结在胸胁也。但头微汗出者，大陷胸汤主之。

此水结与结胸之辨也。热结在里，即邪入于里，内无痰饮相并，故不结胸。复往来寒热者，乃邪在半表半里，偏于里多，为热结在里，当以大柴胡两解表里，是无疑矣。若是表邪陷内之结胸，应无大热，此见往来寒热，乃是木盛土衰，水饮不行，而为水结在胸胁。设真是结胸，隔其阳气，不能下达，则当头汗出，宜用大陷胸开其结也。

下后，不可更行桂枝汤。若汗出而喘，无大热者，可与麻

黄杏仁甘草石膏汤。

此风寒两伤而误下也。仅以桂枝解表，而表不解，误下而不结胸，邪尚在表，但半入阳明之里，故汗出喘而无大热，所以不可再用桂枝汤也。仍取青龙之麻、杏以解太阳之寒，甘、石以清阳明风化之热，与前二十六条反复参看，则明矣。

伤寒中风，医反下之，其人下利，日数十行，水谷不化，腹中雷鸣，心下痞硬而满，干呕，心烦不得安。医见心下痞，谓病不尽，复下之，其痞益甚，此非结热，但以胃中虚，客气上逆，故使硬也。甘草泻心汤主之。

此以风寒互痞利言也。下伤胃气，风邪陷胃，逼迫水谷，下奔为利，故水谷不化，腹中雷鸣，日数十行。若寒邪内陷，则痞硬而满，干呕，心烦不得安也。然不救逆，而复下之，则胃气伤而重伤，客邪陷而又陷，挟并浊阴上干，其痞益甚，此非结热，是胃中虚，客气上逆所致。然痞为虚中之实，利为邪实正虚，所以不用黄连泻心等法，而用甘草泻心汤之干姜，辛热胜寒，以散痞结之本，半夏涤饮而散痞硬之形，甘、枣以和脾胃，芩、连以清标化之热耳。

甘草泻心汤

甘草四两　黄连一两　干姜　黄芩各三两　半夏半升　大枣十二枚

上六味，以水一斗，煮取六升，去滓，再煎，取三升，温服一升，日三服。

伤寒大下后，复发汗，心下痞，恶寒者，表未解也。不可攻痞，当先解表，表解乃可攻痞，解表宜桂枝汤，攻痞宜大黄黄连泻心汤。

此互结胸痞气，当先解表，而后攻痞也。下后邪气虽不内陷，里气已虚，若不固中气，复发其汗，寒邪陷内，而成痞硬。若有恶寒，表邪未解，当先解表，然后攻痞。经谓从外至内而盛于内者，先治其外而后调其内也。此虽伤寒下后，又互风而言，故出桂枝汤和营卫而解表邪也。然大黄黄连泻心汤攻痞，是无下利，而为里实，故以苦寒泻之，如前条下利雷鸣等变，是属里虚，故用甘草、半夏等汤，温补散结，而痞虽是一，又当分别虚实治之。

大黄黄连泻心汤

大黄二两　黄连一两

上二味，以麻沸汤二升渍之，须臾，绞去滓，分温再服。

脉浮而紧，而复下之，紧反入里则作痞，按之自濡，但气痞耳。心下痞，按之濡，其脉关上浮者，大黄黄连泻心汤主之。心下痞，而复恶寒汗出者，附子泻心汤主之。

此辨气痞与阳虚痞也。脉浮而紧，太阳表邪未解，则当发表，而反下之，邪气内陷，内无痰饮相挟，惟与膈下胃气凝聚，故按之自濡而为气痞，所以关上脉浮，不似痰饮结痞脉沉之比，故用大黄、芩、连而泻心下虚软之痞也。若气痞，而外复恶寒汗出，乃无形邪结于里，护卫之阳亦虚，故煎附子汁，和入三黄汤内，邪陷内实者攻之，外阳虚者补之，各任其事，共成倾痞之功耳。盖上下痞证，于中分别寒热虚实，法法无遗，令读者顿开茅塞，岂不快哉。

附子泻心汤

大黄二两　黄连　黄芩各一两　附子一枚，炮，煮取汁

上四味，切三味，以麻沸汤二升渍之，须臾，绞去滓，内附子汁，分温再服。

本以下之，故心下痞，与泻心汤。痞不解，其人渴，而口

燥烦，小便不利者，五苓散主之。

此当先解腑邪也。本下而邪陷，则心下痞，但其人渴而口燥烦，小便不利，是因腑邪内盛，故用泻心汤，而痞不解，其义甚明，但虑腑邪上冲助痞，邪耗津液，所以用五苓散先泻腑邪，然后攻痞，或腑邪散，而痞亦不存有之。《尚论》谓五苓散亦为消痞之良治，然既为良治，何必又立黄连、半夏、甘草等汤之繁？此乃漏谈欺世，甚非理也。

伤寒，服汤药，下利不止，心下痞硬，服泻心汤已。复以他药下之，利不止，医以理中与之，利益甚。理中者，理中焦，此利在下焦，赤石脂禹余粮汤主之。复利不止者，当利其小便。

此伤中下二焦之气也。汤药者，即承气荡涤之剂，伤动胃气，邪陷奔迫，而下利不止，与痰搏结，则心下痞硬。此结者自结，利者自利，医不救利，反以泻心汤攻痞之标，故痞未除。又以他药下之，误而又误，故利不止。盖理中汤但理中焦脾胃之气，此连下焦肾与大肠之气不固，水谷直越肠间，所以其利益甚，当以石脂、余粮酸涩，固摄下焦之脱，倘服之而再不止，乃水谷顺趋大肠熟路，当利小便，旁通支河，分渗水谷，则下利得止。

赤石脂禹余粮汤

赤石脂一斤，碎　禹余粮一斤，碎

上二味，以水六升，煮取三升，去滓，三服。

伤寒五六日，呕而发热者，柴胡汤证具，而以他药下之，柴胡证仍在者，复与柴胡汤。此虽已下之，不为逆，必蒸蒸而振，却发热汗出而解。若心下满而硬痛者，此为结胸也，大陷胸汤主之。但满而不痛者，此为痞，柴胡汤不中与之，宜半夏

泻心汤。

此少阳风寒误下，亦成结胸痞硬也。伤寒五六日，而无身疼，腰痛，恶寒之太阳，自汗，恶热，鼻干之阳明，见呕而发热，然发热属少阳之表，呕属少阳之里，为柴胡汤证具，而不与柴胡汤，反以他药下之，并无结胸下利之变。谓柴胡证仍在，虽然误下而不为逆，仍当复与柴胡汤，必蒸蒸而振，发热汗出而解矣。若见心下满而硬痛，乃表风内陷，则为结胸，但满而不痛者，表寒内陷而为痞也，但结胸则当大陷胸汤，痞硬则当半夏泻心汤而为主治，谓柴胡汤不中与也。盖少阳误下，而以小柴胡汤去柴胡、生姜，君半夏，以和少阳之气，故名半夏泻心汤也。

半夏泻心汤

半夏半升　黄芩　干姜　人参　甘草炙，各三两　大枣十二枚，擘　黄连一两

上七味，以水一斗，煮取六升，去滓，再煎，取三升，温服一升，日三服。

伤寒发汗，若吐，若下，解后，心下痞硬，噫气不除者，旋覆代赭石汤主之。

经谓误下成痞①，观此发汗解后亦可成痞。盖发汗、吐下皆伤内气，然最虚之处便是容邪之处，所以微邪从虚内陷，浊阴上逆冲心，则心下痞而噫气不除。故以旋覆、半夏涤饮降浊，独治其痞，参、甘、姜、枣以和脾胃之气，而使机关健运，赭石补心而镇噫逆也。

---

① 误下成痞：语本《伤寒论·辨太阳病脉证并治下》。

旋覆代赭石汤

旋覆花三两　人参二两　生姜五两　半夏半升　代赭石一两　大枣十二枚　甘草三两，炙

上七味，以水一斗，煮取六升，去滓，再煎，取三升，温服一升，日三服。

问曰：病有结胸，有脏结，其状何如？答曰：按之痛，寸脉浮，关脉沉，名曰结胸也。何谓脏结？答曰：如结胸状，饮食如故，时时下利，寸脉浮，关脉小细沉紧，名曰脏结。舌上白苔滑者，难治。

此结胸、脏结之辨也。素有积饮，若遇感冒风寒，而下之蚤，内饮外邪相合，则成结胸痞气。或素有寒积血瘕，而遇感冒内积，相引外邪，即成脏结，非似结胸下蚤而成也。虽仲景有论无方，但业伤寒者，不可不讲，倘临证认脏结为结胸、痞气，则愈治愈难矣。盖结胸与脏结，寸脉同而关脉异，结胸高而脏结低，以此有别也。然结胸，乃风邪凝结阳位，最高而痛，故寸脉浮，中焦气郁，故关脉沉。脏结乃属阴邪凝结，阴位极低，弗拒胸膈胃间之气，所以饮食如故，肠胃虚寒，则时时下利，寸脉浮者，上焦阳位无病，寒邪在下，则关脉小细沉紧。但寒邪深重，搏结于阴，阴邪上溢于舌，则生白苔，滑而不燥，因阴凝气血，非似阳邪结胸，峻攻易去，故曰难治。

病胁下素有痞，连在脐旁，痛引少腹，入阴筋者，此名脏结，死。脏结无阳证，不往来寒热，其人反静，舌上苔滑者，不可攻也。

此由宿疾而成脏结也。盖脏结结于脐旁，痛则气引少腹入阴筋，乃外邪合旧积结于阴位，卒难开解，所以曰死。此无三

阳表证，故不往来寒热，在下而不在上，其人反静，阴气上溢，则舌上苔滑。然阴邪必当温散，不似阳邪结胸，而以陷胸峻攻，故不可攻也。

伤寒下后，心烦腹满，卧起不安者，栀子厚朴汤主之。

此风寒两传双解之法也。下后微邪内陷，而无痰饮搏结，故无结胸下利，但风陷胸膈，扰乱于上，则心烦，寒入腹中，在下则腹满，两邪逼凑胸腹，所以心烦腹满，卧起不安，故取栀子，涌吐胸邪上出，厚朴、枳实以泻腹满也。

栀子厚朴汤

栀子十四枚　厚朴姜炙　枳实炒，各四两

上三味，以水三升半，煮取一升半，去滓，分三服，温进一服。得吐，止后服。

伤寒，医以丸药大下之，身热不去，微烦者，栀子干姜汤主之。

此下五条，皆邪入胸膈，当从上涌也。丸药下伤胸膈胃气，以致微邪内陷于胸，内无痰饮并结，所以不变结胸，但有微烦而已。表未罢而身热不去，邪热在胸，乃属太阳部位，非汗下能除，故以栀子苦寒，涌吐胸膈标化之热，干姜辛热，而散本寒，则身热微烦得解，后人不能观透圆机①，妄除吐法，良可叹也。

栀子干姜汤

栀子十四枚，擘　干姜二两

上二味，以水三升半，煮取一升半，去滓，分二服，温服一服，得吐者，止后服。

---

① 圆机：玄机。

伤寒五六日，大下之后，身热不去，心中结痛者，未欲解也。栀子豉汤主之。

大下而身热不去，邪尚在表，但陷胸中有半，故心中结痛，亦将结未结之意，所以未欲解也。盖邪从上入，须从上出，故用栀豉汤，涌吐表与胸膈之邪，后人反以枳、朴下降之品顺气宽胸，孰知愈降气而邪愈陷，以致病笃不救，悲夫。

发汗，若下之，而烦热，胸中窒者，栀子豉汤主之。

汗下之后，表未清而内陷于胸，逼凑心间，外显烦热而内窒，窒者，俗谓之气闷，较之结痛又轻，然邪在胸膈，必当栀豉涌吐为善。

发汗，吐下后，虚烦不得眠。若剧者，必反覆颠倒，心中懊侬者，栀子豉汤主之。

若少气者，栀子甘草豉汤主之；若呕者，栀子生姜豉汤主之。凡用栀子汤，病人旧微溏，不可与服之。

此该汗吐下后，用栀豉加减法也。汗吐下，而伤胸胃之气，无形之邪内陷，扰乱于胸，而无痰饮搏结，故为虚烦不得眠，反覆颠倒，心中懊侬者，即卧起不安之互辞。然虚邪扰乱于胸，汗下漫无取义，胸居上焦，因其高而越之，故用栀、豉涌吐其邪，则去病犹如破竹。若少气者，乃胃气不充，加生甘草，清热补虚。呕者，邪聚胸膈胃脘，加生姜宣散余邪，止呕下逆。若病人旧微溏者，是大腑易动，恐邪不能上涌，而反下泻。血虚家乃恐重虚，故亦戒之。

栀子豉汤

栀子十四枚　香豉四合，绵裹

上二味，以水四升，先煮栀子，得二升半，内豉，煮取一升半，去滓，分二服，温进一服。得吐者，止后服。

下之后，复发汗，必振寒，脉微细。所以然者，以内外俱虚故也。

此下后复汗致伤气血也。误下伤胃，而表邪未尽，复汗伤阳，病虽去而表里气血皆虚，故振寒而脉微细，窃拟桂枝加芍药生姜人参新加汤，救逆为是。

下之后，复发汗，昼日烦躁，不得眠，夜而安静，不呕不渴，无表证，脉沉微，身无大热者，干姜附子汤主之。

此下后复汗伤阳也。误下而伤胃气，复汗又虚卫外之阳，邪未尽而正阳已亏，故昼日烦躁不得眠，夜而安静，乃阳病而阴不病也，邪未入里，所以不呕不渴，此无太阳表证，故脉沉微，而阳亏已露一班[1]。身无大热，略有微热可知，虚阳扰越表间，故取生附、干姜补中有发，阳得补而有所归，则邪自散而躁自安矣。

干姜附子汤

干姜一两　附子一枚，生用

上二味，以水三升，煮取一升，去滓，顿服。

伤寒，若吐若下后，心下逆满，气上冲胸，起则头眩，脉沉紧，发汗则动经，身为振振摇者，茯苓桂枝白术甘草汤主之。

此吐下致伤胸胃之阳，阴邪上逆也。吐下不适其宜，以致中上二焦气虚，邪陷于内，此无痰饮相结，邪无定向，而挟阴气上逆，故心下逆满，气上冲胸，起则头眩。寒邪入里，故脉沉紧，此非汗下能除。所以戒云若发其汗，扰动经络，则有阳虚振摇之变，当以茯苓、甘、术健脾安土，以导阴湿下行，桂

---

① 班：通“斑”。《离骚》：“纷总总其离合兮，班陆离其上下。”

枝行阳化气，而去饮中之邪也。

苓桂术甘汤

茯苓四两　桂枝三两　白术　甘草炙，各二两

上四味，以水六升，煮取二升，去滓，分温三服。

伤寒，吐下后，发汗，虚烦，脉甚微，八九日，心下痞硬，胁下痛，气上冲咽喉，眩冒，经脉动惕者，久而成痿。

此吐下后复汗，气虚邪实也。吐下伤阴，复汗伤阳，表里皆虚，邪陷则发虚烦，亏损津液气血，故脉甚微。至七八日，正虚邪实，邪饮相结，故心下痞。非惟太阳，且关少阳，故胁下痛。但结者自结，散者自散，乃因上焦宗气不足，随虚上逆，则气上冲咽喉，而眩冒，汗伤表阳，故经脉动惕，久而不复，则成痿矣。

以上辨汗下两伤之变。

伤寒，发汗已，身目为黄。所以然者，以寒湿在里不解故也。以为不可下，于寒湿中求之。

此表合内湿发黄也。伤寒发汗已，表邪未清，合入阳明湿土之气，郁蒸为热，下流膀胱，上行头目，所以身目为黄。求其所以然者，寒湿在里，不解故也，寒湿在肌，故不可下，当求其寒湿之法而治也。

伤寒，瘀热在里，身必发黄，麻黄连轺赤小豆汤主之。

此互上条出方也。盖治发黄，有从表从里不一，此以麻黄汤去桂枝，加生姜、大枣，和中开腠，使膀胱之邪从表而出，连轺、生梓白皮苦寒，以去心胃之热，赤小豆甘平，除黄而渗湿也。

麻黄连轺赤小豆汤

麻黄　连轺连翘根也，各二两　赤小豆一升　杏仁四十个　大枣十二枚　生姜二两　甘草一两，炙　生梓白皮一升

上八味，以水一斗，先煮麻黄，再沸，去上沫，内诸药，煮取三升，分温三服，半日则尽。

伤寒，身黄，发热者，栀子柏皮汤主之。

此风热发黄，用清解湿热也。身黄而见发热，风邪之机欲向表出，故用栀子、柏皮、甘草苦寒，清解湿热，则腠理自开，黄从表而散矣。

栀子柏皮汤

栀子二十五枚　甘草一两　黄柏二两

上三味，以水四升，煮取一升半，分温再服。

伤寒八九日，身黄如橘子色，小便不利，腹微满者，茵陈蒿汤主之。

此发黄邪偏于里也。黄如橘色，三阳风湿郁结所致。盖湿邪外应肌肉，内和阳明，膀胱气不疏通，胃浊流于肾腑，故小便不利，脾肾互应，故腹微满，所以茵陈、栀子而清表里湿热，但邪偏于里，非疏导则瘀热不得清彻，故用大黄为助，非下法也。

茵陈蒿汤

茵陈蒿六两　栀子十四枚　大黄二两

上三味，以水一斗，先煮茵陈，减六升，内二味，煮取三升，去滓，分温三服。小便当利，尿如皂角汁，色正赤，一宿腹减，黄从小便去也。

太阳伤寒者，加温针必惊也。

此伤寒当禁温针也。针用火温，以此取汗，殊不知邪机外向，则汗出而解，若内走入营，而得火热，反炽淫心，逼迫神明飞越，故必惊也。

脉浮宜以汗解，用火灸之，邪无从出，因火而盛，病从腰

已下，必重而痹，名为火逆也。

此阴虚脉浮，宜戒灸也。平素阴虚，而受外邪，用火灸之，火气助邪，机无外出之势，阴气不通，故从腰已下，必重而痹，名为火逆也。

卷　三

太阳下篇证治大意

盖伤寒一证，有风伤卫，寒伤营，风寒两伤营卫，诚出一经统之。而风伤卫，寒伤营，上中二篇已列。今将风寒两伤营卫大青龙汤之证，列为下篇。但篇中有风多寒少，寒多风少，或治风遗寒，治寒遗风者，诚非金刚法眼①，乌能观透神机？所以逐段清出，以便后学悟入。

太阳中风，脉浮紧，发热恶寒，身疼痛，不汗出而烦躁者，大青龙汤主之。若脉微弱，汗出恶风者，不可服，服之则厥逆，筋惕肉瞤，此为逆也。以真武汤救之。

此风寒两伤脉证也。脉浮紧，发热无汗，身疼痛不汗出者，寒伤营也。烦躁者，乃兼风矣。盖风为阳邪，寒气郁遏不伸，故为烦。而寒为阴邪，风热扰动，寒邪急冽，故为躁。风寒相搏，气郁则为烦躁。故用麻、桂二汤除芍药，加石膏而为大青龙，风寒并驱，石膏辛甘气寒，以散风化之热。若脉微弱而汗出恶风，设非少阴亡阳自汗，即风伤卫证，故不可服。服之则大汗淋漓，亡阳不固，则厥逆筋惕肉瞤，而为逆也。《尚论》拟真武汤救逆，斯为近理。

大青龙汤

麻黄六两　桂枝　甘草炙，各二两　杏仁四十个　生姜三两

---

①　金刚法眼：佛教用语。金刚，指持金刚杵之力士；法眼，谓菩萨为度脱众生而照见一切法门之眼。此喻参透太阳病证治的智慧。

大枣十二枚　石膏碎，如鸡子大

上七味，以水九升，先煮麻黄，减二升，去上沫，内诸药，煮取三升，去滓，温服一升，取微似汗。汗出多者，温粉扑之。一服汗者，停后服，汗多亡阳，遂虚恶风，烦躁不得眠也。

伤寒，脉浮缓，身不疼但重，乍有轻时，无少阴证者，大青龙发之。

此亦两伤风多也。脉见浮缓，乃伤寒而见风脉也，但寒邪感于肌表，必以无汗，头痛，身疼为的[①]，此风寒两伤，寒气有权，羁滞风邪不行，故不疼但重。若风气有权，运动寒邪，则乍有轻时，如此现证，最难消息。仲景恐隐阴盛阳虚在内，重复叮咛无少阴证者，则当大青龙汤发之。

太阳病，脉浮紧无汗，发热身疼痛，八九日不解，表证仍在，此当发其汗。服药已微除，其人发烦热，目瞑，剧者必衄，衄乃解。所以然者，阳气重故也。麻黄汤主之。

此寒多风少，风隐后发也。浮紧无汗，发热身疼痛，至八九日不解，乃寒多风少，表证仍在，自当发汗。此服药已，病仅微除，是不用大青龙，反致风寒羁滞而不全解。但汗则寒邪少减，风遂猖扬，扰乱表里之间，其人烦热目瞑，若剧者，必衄。然衄则风从上出，乃为邪解。要知烦热目瞑之所以然者，因发汗而少减其寒，反转风多寒少，阳气深重之证，但衄则风邪自解，而又遗余寒，所以复用麻黄汤，独治遗寒也。设不衄而烦热目瞑，俱为未解，当从大青龙，是在言外矣。

太阳病，脉浮紧，发热，身无汗，自衄者愈。

此风多寒少也。脉浮紧，发热，身无汗，乃寒伤营证，但

---

① 的：确实的证据。

风性上行，风邪多而带领微寒从衄而去，谓自衄者愈。

伤寒，脉浮紧，不发汗因致衄者，麻黄汤主之。

此寒多风少也。上条自衄，与此脉证相同，此用麻黄汤，何也？盖上条乃风多寒少，风性轻扬，邪从衄去，则寒亦随之而散。此寒多风少而不发汗，风寒相持，风少则从衄去，而寒多凝滞经络，不能上出，故以麻黄汤，独去其寒也。

再按：以上三条，皆风寒两伤，仅有寒伤营脉，而无风伤卫脉，以何辨其风寒两伤之治？然风性轻扬，而上行则衄，寒性沉滞，下行而不衄，故六经中，但见衄血，则作风治，不言脉也。

太阳病，得之八九日，如疟状，发热恶寒，热多寒少，其人不呕，清便欲自可，一日二三度发。脉微缓者，为欲愈也。脉微而恶寒者，此阴阳俱虚，不可更发汗、更吐、更下也。面色反有热者，未欲解也，以其不能得小汗出，身必痒，宜桂枝麻黄各半汤。

此风多寒少如疟证也。风寒两伤，羁留太阳八九日，风寒更盛更虚，则恶寒发热，故如疟状。然风多寒少，则热多寒少，此无膀胱腑热，阳明胃实，少阳寒热往来，故不呕不渴，清便欲自可。若是真疟，则当一日一发，无一日二三度发之理也。脉微缓者，邪正两衰，机不内入，势必外出，故为欲解。若脉微而恶寒，此阴阳俱虚，不可更行汗吐下法，重伤营卫，即后桂枝二越婢一汤互意①。若面反有热色，邪气上郁，故未欲解，因前不得小汗出，而身必痒，须得微汗解之，故用桂枝麻黄各半汤，合和营卫，使邪外出耳。

① 互意：同义。

桂枝麻黄各半汤

桂枝一两十六铢　麻黄　芍药　生姜　甘草炙，各一两　大枣四枚，擘　杏仁二十四个

上七味，以水五升，先煮麻黄一二沸，去上沫，内诸药，煮取一升八合，去滓，温服六合。

太阳病，发热恶寒，热多寒少，脉微弱者，此无阳也，不可更汗，宜桂枝二越婢一汤。

此风多寒少之治也。脉微弱，即阴阳俱虚，邪正两衰，故为无阳，所以不可更汗，再伤阳气津液，然非汗则邪不能除，故用桂枝二越婢一汤，和营卫而取微汗散邪，与前脉微而恶寒互意也。

桂枝二越婢一汤

桂枝　芍药　甘草各十八铢　生姜一两三钱　大枣擘，四两　麻黄十八铢　石膏二十四铢

上七味，以水五升，煮麻黄一二沸，去上沫，内诸药，煮取二升，去滓，温服一升。本方当裁为越婢汤、桂枝汤，合饮一升，今合为一方，桂枝二越婢一。

服桂枝汤，大汗出，脉洪大者，与桂枝汤，如前法。若形如疟，日再发者，汗出必解，宜桂枝二麻黄一汤。

此治风遗寒也。服桂枝汤，汗虽大出，病尚未解，邪已半入阳明，故脉洪大，乘此阳明欲进未实之际，复与前汤，以解太阳阳明则愈。若形如疟，日再发者，乃太阳风寒两伤，而独用桂枝汤治风遗寒，寒气牵连，并及风邪，亦未尽散，须得汗出则解，故用桂枝二麻黄一汤，两解风多寒少之邪。若寒多风

少，当以麻黄二桂枝一，乃为活法[①]也。

桂枝二麻黄一汤

桂枝一两十七铢　芍药一两六铢　麻黄十六铢　生姜一两六铢　杏仁十六个　甘草炙，一两二铢　大枣擘，五枚

上七味，以水五升，先煮麻黄一二沸，去上沫，内诸药，煮取二升，去滓，温服一升，日再。

伤寒，不大便六七日，头痛有热者，与承气汤。其小便清者，知不在里，仍在表也，当须发汗。若头痛者，必衄，宜桂枝汤。

此表证似里而互风寒也。六七日不大便而有热，似乎胃实热蒸，承气汤证。若小便清者，乃太阳邪合于肺，及大肠之气不宣，故致不大便，知病不在里而在表，当须发汗，又非承气下矣。若头痛，乃属风热上行，所以必衄，宜桂枝汤解表耳。

服桂枝汤，或下之，仍头项强痛，翕翕发热，无汗，心下满微痛，小便不利者，桂枝汤去桂加茯苓白术汤主之。

此治风遗寒也。服桂枝汤，或下后，而头项强痛，翕翕发热，无汗，乃独治其风，所以表邪不散，故寒伤营之表证尚在，而心下满微痛，邪入于里，将有痞结之变矣。膀胱腑实，故小便不利，但因误治而经气已虚，故桂枝汤去已误之桂，加白术、茯苓和营卫以利腑邪，俾正气和而经病自解，乃为救逆也。

伤寒，脉浮，自汗出，小便数，心烦，微恶寒，脚挛急，反与桂枝汤，欲攻其表，此误也。得之便厥，咽中干，烦躁吐逆者，作甘草干姜汤与之，以复其阳。若厥愈足温者，更作芍药甘草汤与之，其脚即伸。若胃气不和，谵语者，少与调胃承

---

① 活法：灵活的原则、方法。

气汤。若重发汗，复加烧针者，四逆汤主之。

此治风遗寒，寒郁胃气致厥，次第救逆也。风寒在表而脉浮，但小便数心烦，邪兼入里矣，微恶寒，脚挛急，是表寒未解，即当大青龙之治，独以桂枝攻表，治风遗寒，故为误耳。但误在桂枝汤之芍药酸收，邪气内郁，胃气不能调达四肢，所以得之便厥，但邪郁于里，气反上逆，则咽中干，烦躁吐逆，故用干姜辛热以散里寒，甘草和中，且止烦躁渴热。若厥愈足温，是复阳矣。然作甘草汤治，伤阳明胃厥阴，故以芍药甘草汤，调和营卫，俾伸其脚。或邪为犯胃，而发谵语，则少与调胃承气以和胃。若重发其汗，或复烧针，以致汗多亡阳，必须四逆而救逆也。

问曰：证象阳明①，按法治之而增剧，厥逆，咽中干，两胫拘急而谵语。师言夜半手足当温，两脚当伸，后如师言，何以知此？答曰：寸口脉浮而大，浮则为风，大则为虚，风则生微热，虚则两胫挛，病证象桂枝，因加附子参其间，增桂令汗出，附子温经，亡阳故也。厥逆，咽中干，烦躁，阳明内结，谵语烦乱，更饮甘草干姜汤。夜半阳气还，两足当热，胫尚微拘急，重与芍药甘草汤，尔乃胫伸。以承气汤微溏，则止其谵语，故知病可愈。

此风多寒少，误投阳明致厥也。《金匮》云：中风数十日不解，头微疼，恶寒，时时有热，心下闷，干呕汗出者，乃太阳中风，胸表有邪，谓之阳旦证。但治表则宜辛温，胸邪宜凉，故桂枝汤内加黄芩，清解表里，谓之阳旦汤。此象阳明而实非阳明，乃风寒两伤，邪居表里之间，正欲大青龙辛温发散，而

① 阳明：大东本、赵开美本作“阳旦”。

反投阳旦，治风遗寒，寒郁内气，故病反剧。明明误在黄芩之寒，邪正气郁不达，则厥逆咽中干而谵语，表得之寒，则两胫拘急，惟宜救逆，则病可愈，故断夜半手足当温，两脚当伸也。然寸口脉浮而大，浮则为风，大则为虚，因虚受风而发热，谓风则生微热，虚则两胫挛，此象桂枝风证，但阳虚而受风多寒少，且兼误治，所以仍用桂枝汤，加入附子，散寒回阳，增桂令其汗出散邪，谓亡阳故也。然服桂附热剂，厥逆咽干未退，更加烦躁，阳明内结，谵语烦乱，不以为虑，更以甘草干姜汤辛温和中散寒，使阳外达，夜半阳气即还，厥逆已退，两足已热，但胫尚微有拘急，此由阴气未和，故与芍药甘草汤调营卫而和阴气，以舒其胫。或邪入阳明，无所复传之地，则用承气汤微溏泻其内实，而止谵语烦躁。层次有法，所以知病可愈。

甘草干姜汤

甘草炙，四两　干姜炮，二两

上㕮咀，以水三升，煮取一升半，去滓，分温再服。

芍药甘草汤

白芍药　甘草炙，各四两

上㕮咀，以水三升，煮取一升半，去滓，分温再服。

发汗，若下之，病仍不解，烦躁者，茯苓四逆汤主之。

此风寒两伤，汗下后，阳虚发躁也。风寒两伤，则当用大青龙解表，而误施汗下，扰乱真阳，阴邪上逆，转增烦躁，阳有顷脱之机，风寒在所不计。惟取茯苓、人参、甘草、干姜、附子，以逐阴邪下行，安和欲越之阳，俾邪热自退，而烦躁得安。若以散剂，立断其根矣。《尚论》谓不汗出之烦躁，与发汗后之烦躁，毫厘千里，下后之烦躁，与未下之烦躁，亦殊。

茯苓四逆汤

茯苓六两　人参一两　甘草炙，二两　干姜一两半　附子一枚，生用

上五味，以水五升，煮取三升，去滓，温服七合，三日服。

伤寒，胸中有热，胃中有邪气，腹中痛，欲呕吐者，黄连汤主之。

此风寒两伤太阳阳明也。胸中有热，即风伤卫，传入太阳之胸。胃中有邪气，乃寒伤营，传入于胃，而寒气下行，复侵于脾，故腹中痛。风邪犯胃，气逆上行，欲呕吐也。故以桂枝汤去酸收之芍药，调营卫而去风，干姜散寒，以止腹痛，半夏涤饮下逆，木盛土虚，故用人参养胃，以充正气，而送邪外出，黄连苦寒，以清内郁风化之热。

黄连汤

黄连　甘草炙　干姜　桂枝各三两　人参二两　半夏半升　大枣十二枚

上七味，以水一斗，煮取六升，去滓，温服一升，日三服，夜二。

伤寒，腹满，谵语，寸口脉浮而紧，此肝乘脾也，名曰纵。刺期门。

此太阳厥阴合病也。伤寒腹满谵语，似乎邪传阳明内实，但寸口脉见浮紧，然浮乃太阳之风，紧属太阳之寒，风寒两伤，表邪未解，但太阳表风，通于肝木而侵脾胃，故腹满谵语，不可以阳明内实治之，当刺期门，乃泻肝邪之实也。

伤寒，发热，啬啬恶寒，大渴欲饮水，其腹必满，自汗出，小便利，其病欲解，此肝乘肺也，名曰横，刺期门。

此风寒挟木乘肺也。盖肝邪克脾为纵，乘肺为横，发热，

啬啬恶寒，皮毛与太阳相合为病，但表病，不当大渴饮水腹满，此因风气通肝，肝木应接外邪，则发热恶寒，内侵脾肺，则大渴饮水。然风水横行，脾胃必弱，不能消水，故腹胀满，或脾肺有权，转输通调，邪气外泻，则自汗出，内达则小便利，所以其病欲解。但木反侮金，故刺期门，直泻肝邪之实。盖此风多寒少之证，因风气通肝，木乘外邪，传脾侮肺，纵横变病，可谓太阳相传厥阴，手足太阴，或传手足少阴，义可类明。前人妄谓传足不传手，要知不究仲景之书耳。

以上二条，风寒两伤，互相传乘之辨，诸脏仿此。

伤寒，表不解，心下有水气，干呕，发热而咳，或渴，或利，或噎，或小便不利，少腹满，或喘者，小青龙汤主之。

此风寒在表内合痰水为病也。伤寒表邪不解，而合内水，停聚胸膈胃脘，则干呕，在表则发热，射肺则咳，下行膈燥则渴，注于大肠则利，阳气与水搏击则噎，膀胱气化不行，故小便不利而少腹满，上逆胸中犯肺则喘也。盖人身积饮在胃，或表里上下中间，寒热诸证，皆赖肺气通调，而为总司，若见一二证，便作水逆肺气不利治之，故用小青龙之麻、桂发散在表之风寒，干姜温肺，细辛逐饮下行，能驱内闭之邪，甘草以和中气，半夏涤饮下行，芍药以收阴气，不使上逆，五味子以收肺气之逆也。

小青龙汤

麻黄　芍药　干姜　甘草炙　桂枝　细辛各三两　半夏　五味子各半升

上八味，以水一斗，先煮麻黄，取五升，去上沫，内诸药，煮取三升，去滓，温服一升。

若微利者，去麻黄，加芫花如鸡子大，熬令赤色；若渴者，

去半夏，加瓜蒌根三两；若噎者，去麻黄，加附子一枚炮；若小便不利少腹满，去麻黄，加茯苓四两；若喘者，去麻黄，加杏仁半升。

伤寒，心下有水气，咳而微喘，发热不渴，服汤已，渴者，此寒去欲解也，小青龙汤主之。

此里解表未和也。膀胱子母受邪，气逆于肺，则咳而微喘，外邪以挟内饮射肺之一征也。邪气在表则发热，饮贮于胸故不渴，然服汤已渴者，乃内水已去，外邪未解，故仍用小青龙汤两解，犹恐余饮未清，而羁住表邪故也。

以上二条，风寒在表，内应痰饮，余脏仿此。

服桂枝汤，大汗出后，大烦渴不解，脉洪大者，白虎加人参汤主之。

此服桂枝汤后，脉证俱变之辨也。风多寒少，独以桂枝汤治风，微寒持住风邪，故大汗出后，大烦渴不解。然脉反洪大，乃邪气未传阳明之经已入阳明之腑，入内风邪，猖獗之极，吸耗胃津，将有瓮干杯罄之虞，汗下两法，在所不对，惟宜白虎加人参汤，用石膏甘寒，善解在里风热，同知母、人参、粳米，助胃生津而止烦渴，俾胃津不竭，则邪去，而病得解矣。

伤寒，脉浮滑，此表有热，里有寒，白虎汤主之。

此风邪传胃化热也。若见单浮，为风邪在表，此伤寒而脉浮滑，乃里热达于阳明表热，谓里有寒，是互风言也，以白虎汤，养胃清热散邪耳。

白虎汤

知母六两　石膏碎，一斤　甘草二两　粳米六两

上四味，以水一斗，煮米熟汤成，去滓，温服一升，日

三服。

伤寒，无大热，口燥渴，心烦，背微恶寒者，白虎加人参汤主之。

此阳明表微里盛之治也。即无大热，表证已微，但口燥渴心烦，阳明热炽甚矣，不必拘泥太阳背微恶寒之表证，径用白虎加人参汤，急救胃中津液，不致告竭，则太阳阳明邪自解也。

伤寒，脉浮，发热，无汗，其表不解者，不可与白虎汤。渴欲饮水，无表证者，白虎加人参汤主之。

此有表，戒白虎也。脉浮，发热，无汗，为寒邪在表，白虎则不可与。因白虎汤但能解热，而不能解表，务必恶寒，头疼，身痛，表证尽除，阳明邪炽，惟有热渴求救于水者，方可与之。

伤寒病，若吐，若下后，七八日不解，热结在里，表里俱热，时时恶风，大渴，舌上干燥而烦，欲饮水数升者，白虎加人参汤主之。

此风入阳明里盛也。吐下后，津液已伤，七八日不解，邪传胃腑，为热结在里，腾达于外，故表里俱热，时时恶风者，余风在表，即背微恶寒之互辞也。但大渴，舌上干燥而烦，欲饮水数升，乃里热炽盛，而在表微风，不足计议，况表风不禁白虎，故加人参，解热生津，而止烦渴。此上五条，风寒入胃，胃热内炽，但耗津液，而无痞满燥实坚证，大便通利，所以不用承气峻攻，仅宜白虎，解热生津止渴，而退胃热，读者详之。

伤寒，脉浮，医以火迫劫之，亡阳，必惊狂，起卧不安者，桂枝去芍药，加蜀漆龙骨牡蛎救逆汤主之。

此风多寒少，火迫攻变也。伤寒脉浮，风寒在表，当用大青龙，两解表里，反以火迫，劫汗亡阳，火邪逼迫，阳神飞越，以故惊狂，起卧不安，少缓须臾，神丹莫挽，所以桂枝去芍药，加蜀漆、龙骨、牡蛎，以为救逆之法。然阳神散越，正欲酸收，而反去芍药者，何也？盖芍药入阴而不入阳，独宜于龙骨、牡蛎之涩，以敛阳神飞越，乃阳病当求之于阳也。故去芍药之阴，加入蜀漆为之主统，赖之以攸[1]宁，缘蜀漆之性最急，前贤谓其飞补，更加龙骨、牡蛎，有形骨属为舟楫[2]，载神而返其宅，是重以镇怯，涩以固脱之妙用也。

桂枝去芍药加蜀漆龙骨牡蛎救逆汤

桂枝　蜀漆　生姜各三两　牡蛎熬，五两　龙骨四两　大枣十二枚　甘草炙，二两

上为末，以水一斗二升，先煮蜀漆，减二升，内诸药，煮取三升，去滓，温服一升。

火逆下之，因烧针烦躁者，桂枝甘草龙骨牡蛎汤主之。

此火逆复下致误也。烧针已是火热内攻，误下则重引热邪内陷，此见烦躁，乃表邪未尽，故以桂枝汤去其表，龙骨、牡蛎以收阳复阴。此无蜀漆者，不似阳神飞越之用也。

桂枝甘草龙骨牡蛎汤

桂枝一两　甘草炙　牡蛎熬　龙骨各二两

上为末，以水五升，煮取二升半，去滓，温服八合，日三服。

---

① 攸（yōu 优）：安闲。

② 舟楫：船和桨，泛指船只。喻载体。

卷　四

阳明上篇证治大意

太阳与阳明胃经各半，谓之合病，两经连串，谓之并病，另立篇名于三阳经后。此太阳将尽未尽，而渐入阳明，当从太阳而不从阳明主治，故列上篇。

问曰：何缘得阳明病？答曰：太阳病，若发汗，若下，若利小便，此亡津液，胃中干燥，因转属阳明，不更衣，内实，大便难者，此名阳明也。

此邪径转阳明腑，不转经也。始治太阳，从汗吐利小便诸法太过，致伤津液，胃中干燥，所以邪径入腑，而成不更衣，内实大便难之证，故治太阳，先须顾虑津液，乃为良工。

本太阳病，初得时，发其汗，汗先出不彻，因转入阳明也。

此太阳发汗不及，邪转阳明也。太阳受邪，解肌发汗，未得如法，而汗出不彻，余邪未尽，则转入阳明，或经或腑，是未可定，所以必欲汗彻，使无余邪转入阳明为善。

脉阳微，汗出少者，为自和也。汗出多者，为太过，阳脉实，因发其汗，出多者，亦为太过。太过为阳绝于里，亡津液，大便因硬也。

此互风寒，皆不可过汗，胃燥，则邪转入阳明也。脉阳微者，中风也，中风而汗出少者，胃中津液不伤，为自和。若汗出多，而为太过，胃津已耗，乘虚邪入阳明矣。阳脉实者，伤寒脉也，必当微汗，而汗出过多，伤竭胃津，亦为太过，所以邪气亦转于胃矣。然伤胃津，则为阳绝于里，邪乘热结而胃燥，为亡津液，大便硬也。仲景欲人治太阳解肌发汗，顾虑阳明津液，使邪不传为善。

问曰：病有太阳阳明，有正阳阳明，有少阳阳明，何谓也？答曰：太阳阳明者，脾约是也；正阳阳明者，胃家实是也；少阳阳明者，发汗，利小便已，胃中燥烦实，大便难是也。

此辨三阳阳明也。是因证见在于太阳，而见脾约，为太阳阳明；邪传胃实，为正阳阳明；病在少阳，发汗，利小便，诛伐无过，使胃中燥实，大便难，为少阳阳明。乃邪在他经，而标在阳明为病也。如三阴邪转于胃，遂为三阴阳明可矣。仲景示人，辨识病在三阳三阴，而误治，则邪转乘阳明为病，正所谓太阳阳明，少阳阳明，皆有下证是也。夫以上四条问答，拈示①致得阳明病之所以然，当入太阳篇首，而为治未病之训。但文辞涉于阳明之问，所以不贯与太阳，切莫草草读过。盖治伤寒，司人之命，而关系全在治太阳之始。若不顾太阳之失，邪气旋转阳明，太少厥阴，增诸利害，故予辨服桂枝汤下，谆谆嘱用啜热稀粥，以助药力者，乃是杜绝邪传阳明三阴之关键耳。

问曰：阳明病，外证云何？答曰：身热，汗自出，不恶寒，反恶热也。

此邪入阳明外证也。经云伤寒二日，阳明受之。阳明主肌肉，其脉挟鼻，络于目，故身热，目疼鼻干，不得卧，乃谓阳明经之正病也。盖阳明为多气多血之经，邪入于内，热蒸腾达，故自汗出，而不恶寒，反恶热，是风伤卫，传入腑证，诚补

---

① 拈（niān 蔫）示：展示。

《素问》之未备也。

问曰：病有一日得之，不发热而恶寒者，何也？答曰：虽得之一日，恶寒将自罢，即自汗出，而恶热也。

此邪在太阳而不羁留，即传阳明也。一日得之，不发热而恶寒者，乃太阳初受寒邪之表证，然有不发热遂传阳明，故恶寒罢而即显自汗出，恶热之证矣。此示临证者，不可拘定，太阳必有发热，然后传入阳明、少阳、三阴诸经，便是神机活法。

问曰：恶寒何故自罢？答曰：阳明居中，土也，万物所归，无所复传，始虽恶寒，二日自止，此为阳明病也。

此互风寒传入胃腑，不再传入他经之义，又承上章而言也。风寒感于太阳，必显恶寒，传入阳明中土，万物所归，无所复传之地，始终只在胃腑，再不传过他经。邪传阳明，则太阳恶寒自罢，而反恶热，惟从下夺一法也。此下皆太阳、阳明兼病之治，务宜前后绾照[①]，始得仲景之意。

阳明病，脉迟，汗出多，微恶寒者，表未解也。可发汗，宜桂枝汤。

此阳明桂枝汤证也。太阳风伤卫，脉必浮缓，欲传阳明，则缓转为迟，证必目疼鼻干，不得卧也。此汗出多，乃风邪入，而已兼阳明经腑热蒸之故。微恶寒，即恶风之互辞，此乃兼太阳未罢，仍当桂枝汤，和营卫而解两经之邪，故谓可发汗也。

阳明病，脉浮，无汗而喘者，发汗则愈，宜麻黄汤。

此阳明麻黄汤证也。太阳寒伤营证，故脉见浮，必显目疼，鼻干不得卧，故为阳明病，然无汗而喘，乃兼太阳未罢，故宜

① 绾（wǎn 晚）照：联系对照。绾，联络，贯通。

麻黄汤发汗也。

此二条治从太阳，而不从阳明，即阳明可汗之证也。

伤寒，呕多，虽有阳明证，不可攻之。

恶寒发热之呕，属太阳，寒热往来之呕，属少阳，但恶热不恶寒之呕，属阳明。然呕多则气已上逆，邪气偏侵上脘，或带少阳，故虽有阳明，是不可攻，攻则正伤邪陷，为患不浅。

阳明病，心下硬满者，不可攻之。攻之，利遂不止者，死，利止者，愈。

心下硬满，即结胸痞气之互辞。邪聚膈间，尚连太阳部位，虽有阳明证现，当先治其太阳，故不可攻。攻则诛伐无过，胃气下脱，利遂不止，故死。利止者，胃还未致于伤，故愈。

食谷欲呕者，属阳明也，吴茱萸汤主之。得汤反剧者，属上焦也。

食谷欲呕，虽属阳明，恐挟厥阴寒邪逆胃所致，先以吴茱萸汤，温肝下逆而探之。若得汤反剧，则非厥阴之呕，乃少阳或太阳之邪，传入阳明腑病之呕，为属上焦也。

吴茱萸汤

吴茱萸一升　人参三两　生姜六两　大枣十二枚

上四味，以水七升，煮取二升，去滓，温服七合，日三服。

阳明中风，口苦，咽干，腹满，微喘，发热，恶寒，脉浮而紧。若下之，则腹满，小便难也。

此太阳阳明风寒互言也。口苦咽干，乃阳明中风里证。腹满者，邪入里也。但发热恶寒微喘，脉浮而紧，太阳表邪未解，是当发汗解肌。若下则邪内陷，腹满愈甚，徒伤阴津，热闭下焦，故小便难也。

阳明病，脉浮而紧，咽燥口苦，腹满而喘，发热汗出，不恶寒，反恶热，身重。若发汗则躁，心愦愦①，反谵语。若加烧针，必怵惕②，烦躁不得眠。若下之，则胃中空虚，客气动膈，心中懊侬，舌上苔者，栀子豉汤主之；若渴欲饮水，口干舌燥者，白虎加人参汤主之；若脉浮发热，渴欲饮水，小便不利者，猪苓汤主之。

此互太阳阳明，风寒总治也。咽燥口苦，腹满而喘，发热汗出，不恶寒反恶热，身重，虽见阳明风寒里证之多，但内热未实，又见脉浮而紧，太阳表邪尚还未解，而见有阳明，则不可发汗，太阳又不可攻，故明示之。若发其汗，即伤胃中津液，邪热炽盛则躁，心愦愦而谵语。若加烧针，火邪内炽，阳盛阴消，则怵惕，烦躁不眠。若下，伤胃气，客气内陷动膈，则心中懊侬。而三法皆不可施，邪从何解？故立逆流挽舟之法，以解阳明已结未结之邪也。若心中懊侬，舌上苔者，乃邪连太阳胸膈，当以栀、豉，从其高而越之。若渴欲饮水，口干舌燥，邪已入胃，阳热炽盛，以防津液耗竭，故用人参、白虎生津解热而止渴。若脉浮发热，渴欲饮水，小便不利者，乃阳明邪热下流，膀胱腑病，故以猪苓汤导热滋干而从下解。盖立此三法，但解太阳阳明，热邪炽盛，而未成燥实坚满之证。惟救胃中津液危急之良图。凡用栀豉、白虎、猪苓汤法，仿此类推，则知胃邪上逆下流为病也。

猪苓汤

猪苓　茯苓　甘草　滑石　泽泻各一两

---

① 愦愦（kuì 愧）：心中烦乱不安。

② 怵惕（chùtì 触剔）：恐惧。

上五味，以水四升，先煮四味，取二升，去滓，内下阿胶烊消尽，温服七合，日三服。

阳明病，汗出多而渴者，不可与猪苓汤，以汗多胃中燥，猪苓汤复利其小便故也。

此明渴与汗，皆禁渗利也。汗多而渴，胃中热蒸，津液外泄，内必枯燥。若以猪苓汤渗利小便，重伤津液，恐有瓮干杯罄之虞，故不可与。

太阳病，寸缓，关浮，尺弱，其人发热汗出，复恶寒，不呕，但心下痞者，此以医下之也，如其不下者，病人不恶寒而渴者，此转属阳明也。小便数者，大便必硬，不更衣十日，无所苦也，渴欲饮水，少少与之，但以法救之。渴者，宜五苓散。

寸缓，关浮，尺弱，发热，汗出，恶寒，纯是太阳风寒未罢脉症。不呕者，谓无少阳半表半里之证也。但心下痞，必为医误，如不误而成心下痞，则其机欲转阳明，太阳必自罢，遂显不恶寒而渴之阳明矣。若小便数，乃邪热逼迫胃中津液，偏渗前阴，故大便硬。不更衣而十日无所苦，是非阳明内实之比。若渴欲饮水，须少少与之，滋救胃中津液，然胃热即偏膀胱，当以五苓散，通因通用，随其所得，攻邪下出，则阳明太阳二腑之邪并解，为以法救之。

阳明病，脉浮而紧者，必潮热，发作有时，但浮者，必盗汗出。

此阳明证而见太阳脉也。脉浮而紧，太阳表寒未罢之脉。潮热，发作有时，阳明里证已具。但浮者，太阳风伤卫脉，故必盗汗出，即自汗之互辞，乃非胃腑热蒸自汗之比。然阳明里证虽具，尚兼太阳未罢之脉，故不可攻下为训耳。

阳明中风，脉弦浮大而短气，腹都满，胁下及心痛，久按之，气不通，鼻干不得汗，嗜卧，一身及面目悉黄，小便难，有潮热，时时哕，耳前后肿，刺之小差。外不解，病过十日，脉续浮者，与小柴胡汤。脉但浮，无余证者，与麻黄汤。若不尿，腹满加哕者，不治。余证之证字当作脉字解。

此互三阳表里风寒，察脉以候邪机外向之治也。夫脉弦属少阳，浮属太阳，大属阳明，而短气，腹都满，阳明里证已急，胁下及心痛，少阳亦困矣。按之气不通，鼻干不得汗，嗜卧，一身面目悉黄，乃阳明经腑两邪壅郁不通之极。若小便难，非惟膀胱腑邪炽盛，更兼胃中湿热下流，消耗肾水，更为急中之急。但热邪充斥三阳表里上下，而见潮热，腑邪已实，又时时哕，乃邪实正虚，中州元气，将欲败亡。然耳前后肿，乃经中邪盛，壅闭气血，势将发颐①，虽然刺之小差，但三阳内外之邪，正未易解，此病将过十日，凶危悉起。若欲下之，恐引太少表邪，尽陷于里，其患愈增。若欲汗之，则重伤津液，阴气顿亡。虽然，邪入无所复传之地，内津告竭，务必察其邪机向于何脏，敢拟死里求生之法，须候之脉。然热郁于内，其脉必沉。若续见浮起，即是阳明邪机向于少阳，乘此向外之机，可与小柴胡汤，接引阳明之邪，俾从少阳而出。若但浮，而无弦细涩弱余脉相兼者，邪机是向太阳，故当麻黄汤，引邪使从太阳而出。设引邪外出而不出，更兼不尿，腹满加哕者，乃中州壅逆，胃气败亡，故不治也。

以上六条，太阳阳明脉证之辨。

---

① 发颐：病名。由患伤寒或温病发汗未尽，以致余毒壅积而成。以颐颌肿胀疼痛、张口受限、伴有高热为主要表现。

阳明病，但头眩，不恶寒，故能食而咳，其人必咽痛。若不咳者，咽不痛。

此风热上攻也。胃腑风热上冲，故头眩。不恶寒而能食，或犯于肺，则咳而咽痛。若不咳，不痛，不眩，邪不上冲矣。

阳明病，法多汗，反无汗，其身如虫行皮中状者，此以久虚故也。

此阳明津虚无汗也。证见身热，目疼，鼻干，不得卧，应当有汗，而反无汗，则邪机内向，胃热津干，不得透于肌表，皮肤干燥而痒，其身故如虫行皮中状，平素津卫两亏，为久虚故也。

阳明病，反无汗，而小便利，二三日呕而咳，手足厥者，必苦头痛。若不咳不呕，手足不厥者，头不痛。

此热邪在胃，上行下渗之辨也。病当有汗，而反无汗，此乃邪机内向，逼迫胃中津液，偏渗前阴，故小便利。但胃中津竭，欲求汗而达表，更不可得，或其人素禀阳盛阴虚，以挟风邪上冲则呕，冲肺则咳，郁遏中宫，不能四达，而手足厥，上冲则苦头痛，或邪机向下，故小便利，则不咳呕厥，头不痛矣。

阳明病，口燥，但欲漱水，不欲咽，此必衄。

此风热上行也。口燥漱水，而不欲咽，乃邪郁于经，未入于胃也。阳明经脉起于鼻頞①，风性上行，逼迫经血从鼻而出，故必衄。

脉浮，发热，口干，鼻燥，能食者，则衄。

此风热经腑证也。脉浮发热，经中风热已盛，口干鼻燥能食，则腑邪亦炽，风性上行，故断至衄。

---

① 頞（è饿）：鼻梁。

阳明病，面合赤色，不可攻之，必发热色黄，小便不利也。

此阳明风热上郁也。阳明之脉，起于鼻頞交，邪郁于胃，风热上蒸，故面合赤色，即满面通红也。邪既上逆，势必汗解，而误攻则正伤，邪陷于中，风湿郁蒸，身热发黄，在所不免，气郁不下，故小便不利也。

阳明病，无汗，小便不利，心中懊侬者，身必发黄。

此湿热内郁发黄也。无汗则表气不通，邪郁于中，气不下达，故小便不利，上冲则心中懊侬，湿热郁蒸，邪无出路，必发黄也。

阳明病，被火，额上微汗出，小便不利，必发黄。

此火邪入胃也。火助风热，周身津液枯涸，气郁内蒸，上冲于额，故微汗出，内郁则小便不利，必发黄也。

以上八条，辨晰阳明经腑，随其所得而攻也。

阳明病，发热汗出者，此为热越，不能发黄也。但头汗出，身无汗，剂颈而还，小便不利，渴饮水浆者，此为瘀热在里，身必发黄。茵陈蒿汤主之。

此辨津越与发黄也。湿热相蒸，腾达于外，故发热汗出，而汗属胃中津液，出则表里气通，是无郁蒸，故不发黄，而为热越。但胃燥，须当急下，以救津液。若但头汗出，身无汗，剂颈而还，乃肌表之气，郁而不通，里滞不行，故小便不利，胃热津枯，渴饮水浆，为瘀热在里，势必发黄。故用茵陈合大黄、栀子，清热开郁，微利内瘀之热也。

阳明病，下之，其外有热，手足温，不结胸，心中懊侬，饥不能食，但头汗出者，栀子豉汤主之。

此邪偏鬲上也。下后有热，手足温，不结胸，虽下而证不变，阳明经邪仍在，此不为逆，但见心中懊侬，饥不能食，头汗出，则太阳阳明二经风邪，会郁胸膈之间，故宜栀豉汤，从其高而越之。

病人烦热，汗出则解，又如疟状，日晡所发热者，属阳明也。脉实者，宜下之；脉浮虚者，宜发汗。下之与大承气汤，发汗宜桂枝汤。

此阳明表里之辨也。烦热汗出则解，乃太阳之邪已解，又如疟状，即日晡所发潮热，故属阳明。当辨之于脉，若实者，乃阳明内实之应，故当大承气下之。脉浮虚者，乃兼太阳未尽，故宜桂枝汤发汗，兼提阳明之邪，使从太阳而出，此互风而举方也。

大承气汤

大黄四两　厚朴半斤　枳实五枚　芒硝三两

上四味，以水一斗，先煮二物取五升，去滓，内大黄，煮取二升，去滓，内芒硝，更上火微两沸，分温再服，得下，余勿服。

若汗多，微发热，恶寒者，外未解也。其热不潮，未可与承气汤。若腹大满不通者，可与小承气汤，微和胃气，勿令大泄下。全文见阳明中篇。

此邪入于里，治分缓急也。汗多，微发热，恶寒者，太阳表邪尚未全解，虽有汗多发热之阳明，其热不潮，则知胃中未实，未可与承气汤下夺。若表未解，而腹胀大满不通，则里证又急，可与小承气汤，微和胃气，稍杀里急之势，勿令大泄，引邪陷内耳。

小承气汤

大黄四两　厚朴二两　枳实三枚

上三味，以水四升，煮取一升二合，去滓，分温二服。初服汤，当更衣，不尔者，尽饮之。若更衣者，勿服之。

阳明病，脉迟，食难用饱，饱则微烦，头眩，必小便难，此欲作谷疸。虽下之，腹满如故，所以然者，脉迟故也。

此脉迟胃虚挟邪，欲成谷疸也。阳明病而见脉迟，乃属脾胃虚寒，不能运化，所以食难用饱，饱则食壅，邪气上逆，故微烦头眩。气化不行，必小便难。食郁湿蒸，身必发黄，欲作谷疸矣。下之，则愈伤胃气，邪未除而阴气上逆，则腹满如故，所以然者，见脉迟，即知胃气虚寒故也。

阳明病，若中寒不能食，小便不利，手足濈然①汗出，此欲作固瘕。必大便初硬后溏，所以然者，以胃中冷，水谷②不别故也。

此亦胃气虚寒也。中气虚寒，则不能食，邪正羁留，而不下达，故小便不利。然湿不下渗，反走四肢，则手足濈然汗出。虽然汗出，而中宫湿热，仍是未消，流于肠间，欲作固瘕。固瘕者，即大便初硬后溏也，所以然者，胃中虚冷，水谷不能消化分别故耳。

阳明病，不能食，攻其热必哕，所以然者，胃中虚冷故也。以其人本虚，故攻其热必哕。

此嘱胃虚不食，不可攻热也。阳明病至大实大满，即当能食，今不能食者，当责脾胃气虚不运，所以寒药攻热，愈伤胃阳，必作哕矣。究其所以然者，其人本来胃气虚冷故也。今之俗医，不察虚实寒热，一概禁食，妄投攻下，而成败证，司人

---

① 濈（jí及）然：汗出不断的样子。

② 水谷：原作“虚热”，据大东本改。

之命，岂可不察能食不能食之理乎？

脉浮而迟，表热里寒，下利清谷者，四逆汤主之。若胃中虚，不能食者，饮水则哕。

此胃虚表热里寒，较上尤甚也。脉浮而迟，胃虚挟寒也，纵有阳明外热，不当先①治其表，急以四逆汤回阳，俟阳回复。见下利清谷止，然后治表，或未显下利清谷，但见脉迟，当知肾中真阳衰微，不能蒸腐水谷，故为胃中虚冷。若以冷水饮而试之，则哕是矣。

以上四条，皆胃阳不足，而挟肾阴为病，毋作阳明正治，当宜建中、四逆之类也。

阳明中篇证治大意

邪传阳明，自有经腑之分，但传于经，而未入于腑，并属太阳未尽，当从表解，而不从下夺，已列上篇。或传少阳，不从汗下，而从和解者，列于下篇。兹乃已离太阳，未接少阳，却入阳明所辖之地，而不传经，已具痞满燥实坚证。经谓中满者，泻之于内。当用下夺，确无疑议者，列于此篇。但当下之证，而脉见迟疾滑涩虚弱，即是邪实正虚，又当随其气血虚实而治，不可直施攻下，所以篇中多少迟徊顾虑，可不深究者哉？

阳明之为病，胃家实是也。

此言正阳明病也。有脾约，为太阳阳明。发汗，利小便，胃中燥烦实，为少阳阳明。此邪入胃腑，证具痞满燥实坚，潮热，自汗，谵语，乃为正阳明。惟有下夺，而无他法，故谓阳明之为病，胃家实是也。

---

① 先：原作“纤”，据文义改。

伤寒三日，阳明脉大。

此正阳明之正脉也。经谓一日太阳，二日阳明，三日少阳，乃传经次第之常，诚非拘于日数而治病也。故仲景另出手眼[①]，谓三日阳明脉大，因阳明乃多气多血之府，风寒传入，邪盛于中，故脉显大，而为阳明邪实之正脉。但病阳明，务具此脉，方可下夺，或兼太阳之浮紧，少阳之弦细，或迟疾滑涩虚弱，乃属气血阴阳之虚，虽见大实大满，亦当迟徊顾虑，或以小承气试之，或蜜煎导法，或补泻兼行，不得直施攻下，以致变患百出，必欲消息篇中之意，而治阳明腑证，则为把柄在我。

阳明病，欲解时，从申至戌上。

申酉戌阳明自旺，故欲解也。

阳明病，初欲食，小便反不利，大便自调，其人骨节疼，翕然如有热状，奄然发狂，濈然汗出而解者，此水不胜谷气，与汗共并，脉紧则愈。

此胃气王[②]而送邪还表，自解证也。胃中风热炽盛，故初欲食。湿热下流膀胱，气化不行，故小便不利。湿反就于大肠，故大便自调。其人骨节疼，翕然如有热状，奄然发狂者，乃胃气王而邪正相争，正气送邪还表，所以濈然汗出则愈，乃邪不能胜其谷气。谓汗共并脉紧则愈，脉紧，是互寒邪而言也。

阳明病，能食者，为中风；不能食者，为中寒。

此以能食不能食，分别风寒也。阳明病乃胃为总司，营卫交集于中，邪入于腑，必分风伤卫，寒伤营，治则不误。盖风为阳邪，而能消谷，所以能食为中风。寒为阴邪，阴凝气滞，

---

① 手眼：本领。

② 王：通“旺”。《庄子·养生主》：“神虽王，不善也。”

不能消谷，故不能食为中寒。若邪传三阳三阴，亦可以此类推。

伤寒，发热无汗，呕不能食，而反汗出濈濈然者，是转属阳明也。

此太阴罢而邪转阳明也。发热无汗，呕不能食，即太阳寒伤营证。若传阳明多血多气之腑，邪正郁结相蒸，肌腠开豁，即显汗出濈濈然者，为转属阳明也。

伤寒转系阳明者，其人濈濈然微汗出也。

此言阳明必有汗出也。邪气转入阳明，热蒸腾达，肌腠疏而濈濈然微汗自出。濈濈者，微微自汗不干之貌也。然阳明多汗为太过，无汗为不及，此濈濈然微汗出者，乃邪入胃腑，邪正两停，而无太过不及，却合阳明下夺之式①，故为正阳明也。

以上四条，须当前后参照，即识正阳明病。

阳明病，本自汗出，医更重发汗，病已差，尚微烦不了了者，此大便必硬故也。以亡津液，胃中干燥，故令大便硬。当问其小便日几行，若本小便日三四行，今日再行，故知大便不久出。今为小便数少，以津液当还入胃中，故知不久必大便也。

此重汗伤津，须俟自解也。阳明自汗，而胃津已泄，重发其汗，病虽已差，乃伤胃津，所以微烦而不了了，大便硬也。然胃燥邪微，是不可攻，须待自解，则无变患。故当问其平日小便，三四行者，今仍三四行，则知里气已和，大便即当不久自出。今见数少，乃微邪是从小便暗除，则津液自生，而还入胃肠，故知不久必大便矣。

阳明病，自汗出，若发汗，小便自利者，此为津液内竭，虽硬不可攻之。当须自欲大便，宜蜜煎导而通之。若土瓜根及

---

① 式：规矩。

与大猪胆汁，皆可为导。

自汗而再发其汗，重伤津液，胃中热邪，逼迫津液，偏渗前阴，则小便自利，以致津液内竭，故大便虽硬，是不可攻，当俟津回，自欲大便而解。若燥实而不便者，则宜蜜煎润燥，导而通之，或土瓜根、猪胆汁，皆可为导。

蜜煎导方

蜜七合，一味内铜器中，微火煎之稍凝，似饴状，搅之勿令焦，煮欲可丸，并手捻作挺，令头锐，大如指，长二寸许，当热时急作，冷则硬，以内谷道中，以手急抱，欲大便时，乃去之。

猪胆导方

大猪胆一枚泻汁，和醋少许，以灌谷道中，如一食顷，当大便出。

趺阳脉浮而涩，浮则胃气强，涩则小便数，浮涩相搏，大便则难，其脾为约，麻仁丸主之。

此太阳邪犯阳明，而为脾约也。脾胃阴血素虚，而发太阳之汗，致伤胃中津液。太阳未解，而邪侵阳明，津枯血燥，则大便艰涩，所以趺阳脉浮而涩，是非阳明内实之比。然浮为胃邪气强，涩为津血枯燥，胃强邪气偏于小便下行，故小便数。所谓浮涩相搏，大便则难，其脾为约，乃乾健之阳过盛，约束胃枯肠燥，大便坚干，讵敢攻下，再伤津液。故用小承气，加杏、麻、芍药为丸，养血润肠，缓攻里热也。

麻仁丸

麻子仁二升　芍药　枳实各半斤　大黄　厚朴各一斤　杏仁一升

上六味，末之，炼蜜为丸，桐子大，饮服十丸，日三服，渐加，以知为度。

脉浮而芤，浮为阳，芤为饮，浮芤相搏，胃气生热，其阳则绝。

此辨阳明津竭之脉也。浮为邪气强，芤为阴血虚，阳邪盛而阴血虚，为浮芤相搏，胃气生热，故为其阳则绝，即亡津液之互辞也。若见此脉，当养津液，不可喜攻生事之嘱耳。

太阳病，若吐，若下，若发汗，微烦，小便数，大便因硬者，与小承气汤和之愈。

此胃燥不可下也。太阳发汗，解肌吐下，皆伤胃中津液，邪转阳明，故微烦。而小便数，则大便硬，胃津枯燥，故用小承气汤和之愈。

伤寒吐后，腹胀满者，与调胃承气汤。

吐后胃中空虚，邪气径入于腑，故腹胀满，而无痞满燥实坚证，故当调胃承气，和之足矣。

太阳病三日，发汗不解，蒸蒸发热者，属胃也，调胃承气汤主之。

此蒸热乃属正阳明也。太阳三日，发汗不解，邪传胃中，热蒸腾达于外，故蒸蒸发热而属胃也，然无痞满燥实坚证，即当调胃承气微下，除其蒸热也。

阳明病，脉迟，虽汗出，不恶寒者，其身必重。短气，腹满而喘，有潮热，此外欲解，可攻里也。手足濈然而汗出者，此大便已硬也，大承气汤主之。若汗多，微发热恶寒者，外未解也，其热不潮，未可与承气汤。若腹大满不通者，可与小承气汤，微和胃气，勿令大泄下。

此阳明攻下之正法也。湿土之气，缓慢迟滞，所以脉迟，见汗出不恶寒，乃太阳表罢而传阳明，湿盛故身必重。又短气腹满而喘，潮热，皆阳明内实之证，当攻里矣。而手足濈然汗出，乃胃中热蒸，津液已随外泄，大便必硬，证属大下无疑。《经》谓攻里不远寒，故用大承气汤，咸寒润下，而除胃中实热，以救胃津。然汗虽多，或微热恶寒之太阳未罢，况无潮热，乃胃热散漫，不收而未实，则不可遽用承气泄其胃也。或表证未解，而腹胀大满不通，里证又急，即当小承气，微和胃气，稍杀里急之势，勿令大泄其胃，引邪内陷也。

阳明病，潮热，大便微硬者，可与大承气汤。不硬者，不可与之。若不大便六七日，恐有燥屎。欲知之法，可与小承气汤，汤入腹中，转矢气者，此有燥屎，乃可攻之。若不转矢气，此但初头硬，后必溏，不可攻之。攻之必胀满，不能食也。欲饮水者，与水则哕。其后发热者，必大便硬而少也，以小承气汤和之。不转矢气者，慎不可攻也。

此以潮热，大便合验内实也。潮热与大便微硬，皆内实之征，与大承气攻之，是无疑议，见潮热而大便不硬，内热未实，则不可峻攻伤胃。然不大便六七日，胃实燥屎，疑似之间，所以少与小承气试之。转矢气者，则确有燥屎，可与大承气峻攻；不转矢气，胃热未实，恐隐虚证在内，故虽不便六七日之久，是必初硬后溏，不可攻矣。攻则虚气上逆，而变胀满不能食也。若果内虚，非惟大承气致变，即与水饮亦作哕矣。若其后发热者，即潮热之谓，才见阳明内实之征，皆因正虚邪衰而不作实，故大便硬而且少，则当小承气和之。若不转矢气，仍非内实，慎不可攻也。

病人不大便五六日，绕脐痛，烦躁，发作有时者，此有燥屎，故使不大便也。

此燥屎闭结腹痛也。五六日不大便，内热已结，加之绕脐痛，烦躁，发作有时者，肠胃热结，燥屎壅塞不通，是当攻下也。

得病二三日，脉弱，无太阳柴胡证，烦躁，心下硬，至四五日虽能食，以小承气汤，少少与微和之，令小安。至六日，与承气汤一升。若不大便六七日，小便少者，虽不能食，但初头硬，后必溏，未定成硬，攻之必溏。须小便利，屎定硬，乃可攻之，宜大承气汤。

此正阳明虽脉弱，必用小承气，无别法也。阳明当据脉大为正，此病二三日，而脉反弱，知是阳明气虚，不可攻矣。但无太阳柴胡诸证，见烦躁心下硬，则阳明内实已显，故四五日虽能食，不可为胃空能食，乃属阳明可下无疑。因见脉弱，而不敢峻攻，商①以小承气，少少微和胃气，令其小安。次日再与一升，逐渐除之。若不大便六七日，而小便少者，因脉弱气虚，水谷不能分别下渗，然虽不能食，亦未可据为胃实不食，此必大便初硬后溏，屎未成硬，故不可攻，攻则其便必溏，须得小便自利，屎转成硬，方以大承气攻之。盖此辨证，多少徘徊顾虑，今之方书，概言阳明当下，皆属离经悖彀②者矣。

阳明病，不吐，不下，心烦者，可与调胃承气汤。

不从吐下，而见阳明病，心烦者，乃胃热上冲使然，故可与调胃承气，微和胃也。

阳明病，谵语，发潮热，脉滑而疾者，小承气汤主之。因与承气汤一升，腹中转矢气者，更服一升。若不转矢气者，勿更与之。明日不大便，脉反微涩者，里虚也，为难治，不可更与承气汤也。

---

① 商：大东本作“试”，义胜。

② 彀（gòu 够）：箭靶，引申为范围、程式。《管子·小称》：“羿有以感弓矢，故彀可得而中也。”

此无正脉，不可峻攻也。谵语潮热，是属里实，但脉见滑疾，非合阳明本脉。然胃家风热炽盛，而津液必衰，非似脉大，邪正两实之比，即当小承气微和胃气。若腹中转矢气，即是结热，更与一升，则病除而津液自长。不转矢气，乃内热未实，勿更与之，攻则津液胃气皆伤。而滑疾之脉，变为微涩，是属正虚邪实，故为里虚难治，不可更与承气汤也。

夫实则谵语，虚则郑声者，重语也。

此谵语、郑声分虚实也。胃中实热，上冲于心，神识不宁，故发谵语而为实也。心胃阳微，邪实正虚，而挟阴气冲心，故为郑声而属虚。郑声者，声浊不清而重叠，故谓重语也。

直视谵语，喘满者死，下利者亦死。

此以谵语辨死证也。胃邪上冲于心则谵语，下流伤肾，阴水耗绝则目直视，乃上中下三焦邪盛正败，故主死也。谵语而喘满，胃邪实而心肺受淫，肺金不能生水而水绝，则死。胃邪上冲则谵语，下流则下利，而中焦邪盛，上淫下脱，故亦死也。

阳明病，其人多汗，以津液外出，胃中燥，大便必硬，硬则谵语，小承气汤主之。若一服谵语止，更莫复服。

此汗多胃燥，非同实治也。热蒸津液外越，故汗多，然汗多，则胃已干燥，大便必硬，胃热上冲，故发谵语。若非攻下，则邪不除，故用小承气，微和胃气。若一服谵语止，则不可更服，伤其津液也。

伤寒四五日，脉沉而喘满，沉为在里，而反发其汗，津液越出，大便为难，表虚里实，久则谵语。

此误治胃干谵语也。脉沉喘满，里实脉证全具，应下而反发其汗，津液越出，胃中干燥，大便为难，误汗伤表，故为表虚，而表虚里实，胃热上冲于心，久则谵语，即调胃承气、蜜导诸法，可以意识。

汗出谵语者，以有燥屎在胃中，此为风也，须下之。过经乃可下之，下之若早，语言必乱，以表虚里实故也。下之则愈，宜大承气汤。

此风邪入胃，不可下早也。胃中燥屎，风热相蒸，则津液外越，故汗出，冲心则谵语，必当下夺则愈。但风性上行外越，不能遽为内实，须俟过经邪实，则可攻下。设下之早，扰动风热上冲，神明不安，语言必乱，经表无邪，而自汗出，故为表虚。邪结于胃，故为里实，当观外无表而内果实，即以大承气下之则愈。

阳明病，谵语，有潮热，反不能食者，胃中必有燥屎五六枚也。若能食者，但硬耳，宜大承气汤。

此能食不能食，皆为实证也。谵语潮热，阳明里实，是无疑矣。然胃热必当能食，今反不能食，此因燥屎热结壅满之故，所谓必有燥屎五六枚。但谵语潮热，是属胃热，此邪未结，以故能食。然虽未结，而胃热已炽，屎必成硬，所以俱宜大承气汤下之。

阳明病，发热，汗多者，急下之，宜大承气汤。

此热蒸津液外泄也。阳明里实，以潮热微汗为正，兹见发热汗多，乃里热炽盛之极，蒸腾胃中，津液尽越于外，务必亟夺其邪，而救津液，稍涉迟徊，则瓮干杯罄，故宜大承气急下也。

伤寒六七日，目中不了了，睛不和，无表里证，大便难，身微热者，此为实也。急下之，宜大承气汤。

此湿热下流伤肾之急证也。六七日，邪热入胃，下流于肾，则寒清之水，变为浑热，以致精枯不能上供，故目中不了了，睛不和矣。但无头疼恶寒之三阳，内无腹满、谵语、潮热、喘逆诸证，为无表里证。惟大便难，身微热，乃邪炽下流，津枯而为实证，故用大承气急下，以救肾家将绝之阴也。《尚论》谓络中之邪且盛，在经之邪更盛，非也。若是经热上壅，何以能害神光照耀？俾目中不了了，睛不和耶。因湿热下流，而挟相火，消耗肾水，阴精枯竭，故用土郁夺之，使肾水得以自宁。目中清慧有日，或元阳素虚之躯，寒湿下流，水湿同类，即变阴寒下利厥逆，反此推治则善。

论曰：邪入胃腑为本，淫于他脏为标也。若邪郁胃中，则为发黄，腹满燥屎，大便不通等证；热达于表，则自汗潮热；上溢于肺，则为喘咳；淫溢于心，即发谵语烦躁；反乘于肝，则为热入血室，或为眩运①；气冲于胆，则为口苦；流入于脾，则腹胀满；下趋于肾，则为消渴，或目睛不和；流于膀胱，则小便不利；溢于大肠，则坚干不通，或泻不止。要知胃邪上溢，则不下流，下流则不上溢，外达则不发黄，若上下内外充满，则为危候。然不惟阳明之邪，而乘他脏，凡属脏腑之病，以此类推，标本洞然矣。

发汗不解，腹满痛者，急下之，宜大承气汤。

此邪向于脾也。发汗不解，而腹满痛，邪已入脾，气结不宣，以致津精血液枯竭，四旁无济，变证百出，故宜大承气急下也。

腹满不减，减不足言，当下之，宜大承气汤。

热邪壅结胃气，所以腹满不减，减不足言，乃阳明腹满而兼于脾，表里热壅，久则津液涸绝，故当大承气汤，急下也。

---

① 运：通“晕”。《灵枢》：“五阴气俱绝，则目系转，转则目运。”

大下后，六七日不大便，烦不解，腹满痛者，此有燥屎也。所以然者，本有宿食故也，宜大承气汤。

此下后燥屎未尽，可再下也。大下之后，乃邪去正复之时，此烦不解而腹满痛，本有宿食燥屎，下之未尽，余热未清，其邪重结，所以下后，六七日不大便，故当大承气汤下之。

阳明病，下之，心中懊憹而烦，胃中有燥屎者，可攻。腹微满，初头硬，后必溏，不可攻之。若有燥屎者，宜大承气汤。

此下后胃热重结，气逆于胸也。下后余邪不尽，燥屎重结，气逆于胸，故心中懊憹而烦。若绕脐痛，腹满，潮热，喘冒，或现一证，则可再攻。若腹微满，乃胃热未实，必初硬后溏，不可攻也。若果属燥屎大满，是宜大承气下之。

伤寒，若吐若下后不解，不大便六七日，上至十余日，日晡所发潮热，不恶寒，独语如见鬼状。若剧者，发则不识人，循衣摸床，惕而不安，微喘直视，脉弦者生，涩者死。微者，但发热谵语者，大承气汤主之。若一服利，止后服。

此邪转阳明，热极重证也。吐下后，病仍不解，胃津大伤，余邪未尽，邪实正虚，延过一候，邪复猖獗，内热复蒸，故不大便六七日。至于十余日，日晡潮热，但表解，故不恶寒，热邪冒心，神识昏迷，所以独语如见鬼状。若剧者不识人，欲发狂也。循衣摸床，惕而不安，微喘直视，而阳热炽甚，阴津将绝之征，欲求脉大为正，不可得矣，故当察其脉弦则生。盖弦属少阳发生之气，见之乃生气未离，还可疏通困土，所以得生。涩乃金热，水绝木枯，土失疏通，四旁无溉，残阴告竭，故主死也。盖木胜克土，世咸知之，但木能疏土，反为生气，人皆不识耳。若邪热壅土之微者，但发热谵语，即当大承气一服，俾病去而止后服，不可过剂。见剧者，不识人，循衣摸床，惕而不安，微喘直视，乃土气告竭，津液无存，而不急下以救津液，何也？然津液既枯，若以承气攻之，顷刻竭绝残阴而死。仲景故不出方，听人临证消息。若脉弦者，乃生机尚存，或以扶元滋阴，而救津液，兼通大便，无不可耳。

以上二十条，皆阳明内实，但下法有轻重缓急，当熟玩之。

阳明病，下血，谵语者，此为热入血室。但头汗出，当刺期门，随其实而泻之，濈然汗出者愈。少阳热入血室四条并注，俱附《金匮》女科。

阳明病，其人喜忘者，必有畜[①]血。所以然者，本有久瘀血，故令喜忘，屎虽硬，大便反易，其色必黑，宜抵当汤下之。

此血畜上焦也。喜忘，即昏默也，阳明之邪，与血相结于胸胃之间，蒙昧心神，故令喜忘。但屎虽硬而便则反易，其色见黑，知邪不在气，而结在血也。然阳明气血俱多，故用抵当汤下之。

病人无表里证，发热七八日，虽脉浮数者，可下之。假令已下，脉数不解，合热则消谷善饥，至六七日不大便者，有瘀血也，宜抵当汤。若脉数不解，而下利不止，必协热而便脓血也。

此辨气血两分受邪也。病人无表里证，而发热七八日，恐胃热蒸达于外，故脉虽浮数，亦当下矣。若邪在阳明气分下之，则浮数之脉，必欲自解。若不解，合热则当消谷善饥，而不消谷善饥，反致六七日不大便，知非气结，乃瘀血搏结矣，故宜

① 畜：同“蓄”。《易·序卦》：“比必有所畜。”

抵当汤下之。假令已下，脉数不解，而反下利不止，此乃邪在气分，而为协热下利。然虽下利，后必邪陷血分，协热而便脓血也。

发汗多，若重发汗者，亡其阳，谵语，脉短者死。脉自和者，不死。

此亡津液而辨生死也。初病太阳，而发汗过多，传至阳明，重发其汗，故亡其阳，即亡津液之互辞也。邪热盛而冲心，则发谵语。脉短者，津液亡而正气亦脱，阴阳不相附贯，以故主死。脉自和者，津液不竭，阴阳未离，所以不死。

阳明下篇证治大意

经云二日阳明受之。阳明主肌肉，其脉挟鼻络于目，故身热，目疼鼻干，不得卧也。仲景推广其义，复申阳明胃实，可下之证，悉入中篇。或从太阳传至阳明少阳之经，或入于腑，或传三阴，病机无定，活法在人，是不可拘。盖此乃阳明经病未罢，而传少阳，但宜小柴胡汤，不从阳明，而从少阳之治，杜绝传入三阴去路，故列下篇，使治阳明，则无误矣。

阳明病，发潮热，大便溏，小便自利，胸胁满不去者，小柴胡汤主之。

此阳明机传少阳也。潮热，乃邪已传入阳明，但大便溏，而小便自利，胃腑未实，又见胸胁满而不去，少阳亦受邪矣，汗吐下三法，在所当禁，惟宜小柴胡汤，升提阳明之邪，以从少阳而出，绝其传入三阴之路，故不从阳明而从少阳也。

阳明病，胁下硬满，不大便而呕，舌上白苔者，可与小柴胡汤。上焦得通，津液得下，胃气因和，身濈然而汗出解也。

此少阳多而阳明少也。不大便者，阳明里热之征，胁下硬满而呕，舌上白苔，皆是少阳本证。然木火之邪，结于胸胁，气不得舒，当以小柴胡和解少阳之邪，不使木邪乘土，胃气自和，则宣五谷味，津液得下，俾二经之邪，是从濈然汗出而解。

服柴胡汤已，渴者，属阳明也，以法治之。注见少阳。

少阳阳明者，发汗利小便已，胃中燥烦实，大便难是也。

此少阳病，误施发汗，利小便，致伤津液，胃中燥烦实，大便难者，邪反转入阳明，故为少阳阳明也。盖邪传原无定限，非惟太阳少阳，传入胃腑，即三阴亦传阳明，故治伤寒，须要顾虑阳明津液，否则传变多端，所以谆谆告戒也。

卷　五

少阳全篇证治大意

寒伤太阳一经，原有风伤卫，寒伤营，风寒两伤营卫，以桂枝汤解肌，麻黄汤发表，大青龙汤两解风寒，故列三篇。而阳明有太阳阳明、正阳阳明、少阳阳明，所以亦汇三篇。然少阳主胆，而无出入，气多血少，病在半表半里之间，汗吐下三法皆禁，惟宜小柴胡和解表里，别无他法可施。虽有风寒两伤，表里偏多偏少，亦不越小柴胡汤增减出入，所以汇合一篇，俾读者易会其意耳。

少阳之为病，口苦，咽干，目眩也。

此虽少阳总证，诚偏里也。经云伤寒三日，少阳受之。少阳主胆，其脉循胁，络于耳，故胸胁痛而耳聋。仲景另出手眼，以补口苦，咽干，目眩之里证，乃括少阳风伤卫，寒伤营，风寒两伤而言也。经云胆者，咽为之使。邪传于胆，热郁上溢于咽，故口苦咽干。经谓厥阴与少阳为表里。诸风掉眩皆属于肝，邪传于胆内应于肝，故目眩也。

少阳中风，两耳无所闻，目赤，胸中满而烦者，不可吐下。吐下，则惊而悸。

此少阳风伤卫证也。少阳经络入耳，风邪上壅，两耳无闻而目赤，此邪在经络之表。若邪向里，挟痰抟聚胸中，则满而烦矣。然胸中烦满，似乎可吐，但在少阳吐之，致伤胸胃之气，使邪内并，逼迫神明，则惊而悸也。

伤寒，脉弦细，头痛发热者，属少阳。少阳不可发汗，发

汗则谵语。此属胃，胃和则愈，胃不和，则烦而悸。

此少阳寒伤营证也。脉弦而细，头痛发热，乃少阳脉证，而偏于表也。上条中风，而禁吐下，此伤寒而禁汗下也。盖少阳不可发汗，汗伤胸膈阳气及胃中津液，邪气陷入阳明，即发谵语，故为属胃。或胃津不伤，邪亦不转阳明，则胃和而愈，若胃津大耗，木火燔灼，安得不烦而悸？

伤寒三日，三阳为尽，三阴当受邪，其人反能食而不呕，此为三阴不受邪也。

此以能食不能食，辨邪之传阴不传阴也。若以次第言之，伤寒三日，邪传少阳，为阳经已尽，三阴当受邪也。盖太阴为阳明之里，少阴为胃之关，厥阴为胃之贼，而邪入三阴，则胃气不伸，当不能食而呕，此能食不呕，即知脏气安和，三阴不受邪矣。

伤寒六七日，无大热，其人烦躁者，此为阳去入阴故也。

此三阴受邪之征也。能食不呕，脏气安和，为阴不受邪。而六七日无大热，三阳表证已罢未罢之间，阳邪入阴，故加烦躁，则知三阴受病，谓阳去入阴故也。

伤寒三日，少阳脉小者，欲已也。

此辨脉之大小，即知病之进退也。三为木之生数，三日少阳脉小，而不弦大，乃经气复而邪解，为病欲已。若弦大数疾，邪盛病进，是在言外矣。

少阳病，欲解时，从寅至辰上。

寅卯辰，少阳旺时，经气复而欲解也。

伤寒五六日，中风，往来寒热，胸胁苦满，默默不欲饮食，心烦喜呕，或胸中烦而不呕，或渴，或腹中痛，或胁下痞硬，或心下悸，小便不利，或不渴，身有微热，或咳者，小柴胡汤

主之。伤寒中风，有柴胡证，但见一证便是，不必悉具。若胸中烦而不呕，去半夏、人参，加瓜蒌实；若渴者，去半夏加人参、瓜蒌根；若腹中痛，去黄芩加芍药；若胁下痞硬，去大枣，加牡蛎；若心下悸，小便不利者，去黄芩，加茯苓；若不渴，外有微热，去人参，加桂枝，温覆取微似汗愈；若咳者，去人参、大枣，加五味子、干姜。

此互风寒皆用小柴胡汤加减而治也。伤寒五六日，中风，往来寒热，总括少阳风伤卫，寒伤营，风寒两伤也。盖少阳主持营卫，阴阳往来，区分之界。若邪向躯壳之外，经络为表，邪向躯壳之里，入腑为里，故邪入阴，则外寒，出阳则外热，而往来寒热者，乃为少阳半表半里之证也。邪气在里，则气逆上冲，故胸胁苦满。抑郁胃气不伸，即默默不欲饮食。然胆邪无处不乘，故入心为烦，入胃为呕，但入心而不入胃，则烦而不呕，故用小柴胡汤，和解表里而为总司。然胃家无病，当去人参、半夏，加瓜蒌实，专消胸膈之痰，以治其烦。若渴者，邪吸胃津，故去半夏之燥，加人参养胃，瓜蒌根清热生津而止渴。腹中痛者，邪乘于脾，去黄芩苦寒滞气，加芍药酸寒以泻土中之木。若胁下痞硬，乃痰邪搏结少阳本经，故去甘能滞气之大枣，加牡蛎咸寒，以软其坚垒。心下悸，小便不利者，邪郁于中，水饮不输，反挟肾水凌心，去黄芩之寒，加茯苓导水，以泻肾邪。若不渴，外有微热，乃邪偏于表，胃津未耗，所以不必补胃，故去人参加桂枝，温覆取微汗，而解表邪。若咳者，风寒反侮于肺，去人参、大枣，恐壅肺气之逆，以干姜易生姜，温散肺寒，五味子收敛肺气之逆耳。

小柴胡汤

柴胡半斤　黄芩　人参　甘草　生姜各三两　大枣擘，十二枚

半夏半斤

上七味，以水一斗二升，煮取六升，去滓，再煎，取三升，温服一升，日三服。

伤寒，阳脉涩，阴脉弦，法当腹中急痛者，先用小建中汤。不差者，小柴胡汤主之。

此木挟阴邪乘脾也。阳脉涩，阴脉弦者，乃中气不足，阴邪有余，而阴邪挟木乘脾，故致腹中急痛，所以先用建中汤，建中气而制肾阴，且缓木急之邪，俾邪去则腹痛止，而脉不弦涩矣。若中气充而腹痛不差，乃阴邪散而少阳风寒未解，邪乘脾土，故与小柴胡汤，提邪外出也。

伤寒四五日，身热，恶风，头项强，胁下满，手足温而渴者，小柴胡汤主之。

此三阳皆病，惟治少阳也。太阳未罢而兼阳明，故见身热，恶风，然头项强，胁下满，则少阳已具，当从三阳合病施治。但手足温而渴者，邪机逼凑少阳已多，若用辛甘发散，大耗津液，邪传三阴，将何抵止？故用小柴胡汤，和解少阳之邪，俾少阳邪出，则太阳阳明之邪，无不外出，而阴津不伤，一举两得也。若用小柴胡汤，当从加减，此不呕而渴，去半夏加瓜蒌根为是。

伤寒五六日，已发汗而复下之，胸胁满微结，小便不利，渴而不呕，但头汗出，往来寒热，心烦者，此为未解也，柴胡桂枝干姜汤主之。

此太少二阳风寒偏于表也。伤寒五六日，发汗而复下之，邪陷少阳，故胸胁满微结。然小便不利，乃太阳腑病，渴而不呕，往来寒热，头汗出心烦，乃少阳而偏于表多，故为未解。当以小柴胡，除半夏、人参以去少阳偏表之邪，加桂枝以祛太阳之风，干姜温散在里之寒，瓜蒌根清热滋干，牡蛎软坚而消微结，即后条先发汗之法也。

柴胡桂枝干姜汤

柴胡半斤　桂枝　干姜　黄芩　牡蛎熬，各三两　甘草炙，二两　瓜蒌根四两

上七味，以水一斗二升，煮取六升，去滓，再煎，取三升，温服一升，日三服，初服微烦，复服，汗出便愈。

伤寒五六日，头汗出，微恶寒，手足冷，心下满，口不欲食，大便硬，脉细者，此为阳微结，必有表复有里也，脉沉亦在里也。汗出为阳微，假令纯阴结，不得复有外证，悉入在里，此为半在里半在外也。脉虽沉紧，不得为少阴病。所以然者，阴不得有汗，今头汗出，故知非少阴也，可与小柴胡汤。设不了了者，得屎而解。

此风寒微结三阳，专治少阳为枢也。头汗出，少阳也。微恶寒，手足冷，心下满，太阳也。口不欲食，大便硬，少阳而兼阳明之里。脉细者，邪正两衰，乃微邪搏结于三阳经络，故为阳微结。但恶寒，手足冷为表，心下满，口不欲食，大便硬，脉沉紧为里，所谓有表复有里也。仲景自为注释，以脉沉为寒邪在里，汗出为风邪微结在表，故谓假令纯阴结，不得复有外证，应当悉入在里，此为半在里半在外也。又辨脉虽沉紧，不得疑为少阴脏病，此乃外寒入里之征。若果是少阴，则不得有汗，今头汗出，与少阴不符，知非少阴矣。但三阳风寒两伤，见证不一，当从少阳而为总枢，故与小柴胡汤，总提少阳，俾少阳枢机得转，则三阳之邪，随此枢机而解。设阳明里实未和，精神不得了了，必须得屎而解。然小柴胡但解其表，不能解阳明之里，是当大柴胡之法也。

服柴胡汤已，渴者，属阳明也。以法治之。

少阳经病，服柴胡汤，即当病解，而反渴者，乃少阳之邪，不传三阴，而转入阳明矣，即当随阳明现证而治，故谓以法治之，即随其所得而攻之是也。

本发汗而复下之，此为逆也。若先发汗，治不为逆。本先下之，而反汗之，此为逆也。若先下之，治不为逆。

此少阳有偏表偏里之治也。少阳虽有汗下之禁，亦有当汗当下，迥然不同。盖禁汗下者，是禁麻黄、承气之法。此云汗下者，乃偏于表多，则当微汗，而解偏于里多，是当微利而解。然论中全是偏于表里，差多差少之证，所以治病，不可拘定半表半里之说也。若少阳而兼太阳，须从表解，或兼阳明里实，须从微利而解，即如少阳本经偏于表多，即柴胡多而群药少，亦为汗解。偏里之多，即柴胡少而余药多，亦为下解。如论中云不渴，外有微热，去人参加桂枝，温覆取微似汗，即是表解，加大黄、枳实，即为下解矣。谓本发汗而复下之，此为逆也，若当先汗解表，而反先下，或当先下解，而反先汗，耗竭津液，此则为逆。若先汗后下，先下后汗，不为逆矣。此示表里差多差少，治有先后进退，乃璇玑天轮①、至圆至妙之理，为治少阳吃紧之枢，非优入圣域者②，乌能道只字哉？

再按：《内经》阳明厥阴，不从标本，从乎中治，乃阳明燥气为上，太阴在下为标，标本不同，故取太阴凉为中气。少阳从乎本治者，乃少阳之上，火气治之，火为阳为本，而少阳为标，标本皆同，

---

① 璇玑天轮：像研究宇宙星辰一样高深的学问。璇玑，指北斗前四星；天轮，指宇宙。

② 圣域：圣人的境界。唐代韩愈《进学解》："是二儒者，吐辞为经，举足为法，绝类离伦，优入圣域，其遇于世何如也？"

故以火治为本，此乃以司天运气而言也。后人方书，谬谓少阳从乎中治，不识以何为中而著书，嗟乎！背乱圣贤绳法，不经之谈，而误后贤，读者当知。

凡柴胡汤病证，而下之，若柴胡证不罢者，复与柴胡汤，必蒸蒸而振，却发热汗出而解。注同下条。

伤寒五六日，呕而发热者，柴胡汤证具，而以他药下之，柴胡证仍在者，复与柴胡汤，此虽下之不为逆，必蒸蒸而振，却发热汗出而解。若心下满而硬痛者，此为结胸也，大陷胸汤主之。但满而不痛者，此为痞，柴胡汤不中与之，宜半夏泻心汤。全注见太阳中篇痞气。

此呕而发热，至汗出而解，即少阳从汗之表法也。若变结胸痞气，非柴胡汤可疗。当从陷胸、半夏泻心，即少阳之下法矣。

伤寒八九日，下之胸满烦惊，小便不利，谵语，一身尽重，不可转侧者，柴胡加龙骨牡蛎汤主之。此条《尚论》编入太阳，今移于此。

此少阳误下之变证也。伤寒八九日，邪气尚在三阳表里之间，但少阳居多，当从小柴胡和之而为正法。反以承气攻，伤胸胃之气，表邪尽陷于胸，痰邪搏结胸中，心君不宁则。伤动少阳之气，而气逆则胸满。邪冲于心，心神飞越，故烦惊谵语，一身尽重，此非阳明内实谵语之比也。盖心神不宁，而小肠之气亦不下达，故小便不利。伤犯少阳之气，故身体不可转侧。所以随经取用小柴胡汤，去甘草者，不敢再泻心气，且缓众药之功，黄芩同桂枝以去太少表里之邪，半夏、茯苓涤饮而通水道，龙骨、牡蛎收摄神明返舍，铅丹、大黄以逐内陷之邪，从下而出，人参养元气，而育神明，姜、枣调营卫，而救误下之逆，此即少阳犯吐下，则惊而悸之见证也。

柴胡加龙骨牡蛎汤

柴胡四两　生姜　人参　龙骨　铅丹　牡蛎煅　桂枝　茯苓各一两半　大黄　半夏各二两　大枣六枚

上十一味，以水八升，煮取四升，内大黄，更煮一二沸，去滓，温服一升。

合　病

《尚论》谓两经之证，各见一半，如日月之合朔，如王者之合圭璧，界限中分，不偏多偏少，而为合病。但以表证而言也。盖观论中有两经之邪，会合胸中腹里，而不传变，真为合病。若无胸腹表里相合之征，即是传经未罢，不为合病矣。

太阳病，项背强几几①，反汗出恶风者，桂枝加葛根汤主之。

项背强，汗出，恶风者，太阳风伤卫证，但几几，乃兼阳明矣，用桂枝汤，解太阳之邪，加葛根以解阳明之表。盖上下二条，虽然两经各见一半，实非合病，但合病始起，必具两经表证，然后会合胸腹之间，故假此太阳而兼阳明，以桂枝加葛根，而彰合病之治，若太阳少阳、少阳阳明合病，仿此加减，乃为天然不易之法，所以冠之合病篇首。

桂枝加葛根汤　麻黄疑误。

葛根四两　芍药　甘草各二两　生姜　桂枝　麻黄三两　大枣十二枚

上七味，以水一斗，先煮麻黄、葛根，减二升，去上沫，

① 几几（shū 殊）：短羽之鸟，伸颈欲飞不能，喻不自如的样子。

内诸药，煮取三升，去滓，温服一升，覆取微似汗，不须啜粥，余如桂枝法。

太阳病，项背强几几，无汗恶风者，葛根汤主之。

此无汗即寒伤营证也。故以桂枝汤调和营卫，加麻黄以驱太阳之寒，加葛根而解阳明之表。然桂枝汤、麻黄汤分主太阳之表，葛根汤主阳明之表，小柴胡汤主少阳之表，皆天然不易之法，若三阳合并诸病，各随兼证多少加减出入，即是神妙圆机矣。

葛根汤有麻黄者。

葛根四两　麻黄　桂枝　芍药　生姜各三两　大枣擘，十二枚　甘草炙，二两

上七味，㕮咀，以水一斗，先煮麻黄、葛根，减二升，去沫，内诸药，煮取三升，去滓，温服一升，覆取微似汗，须臾啜粥，余如桂枝法将息及禁忌。

太阳与阳明合病者，必自下利，葛根汤主之。

此两经之寒偏合于胃也。太阳之表，必显头痛恶寒，阳明之表，必显目疼几几，两经外合之证，概可类推，此乃寒伤营之合病也。盖寒者，阴也，阴主下降，所以两经之寒，会合于胃，逼迫水谷，必自下利，即此可见内合之情，而为合病，故用葛根汤，升发两经之邪，从表而出，则不治利而利自止矣。

太阳与阳明合病，不下利，但呕者，葛根加半夏汤主之。

此两经之风，相合于胃也。风为阳邪，其性轻扬，所以两经之风，会和于胃，故不下利，而但呕，乃挟痰饮气逆所致也。仍以葛根汤，升散两经之风，加半夏一味，涤饮而止呕逆，此用葛根汤，应去麻黄为是。

葛根加半夏汤

葛根四两　大枣十二枚　半夏半升　甘草炙　桂枝　芍药各二两　麻黄　生姜各三两

上八味，以水一斗，先煮葛根、麻黄，减二升，去上沫，内诸药，煮取三升，去滓，温服一升，覆取微似汗。

太阳与阳明合病，喘而胸满者，不可下，麻黄汤主之。

上二条下利呕逆，乃邪气偏合阳明胃间，此合太阳胸膈也。太阳之邪，内逆于胸，阳明之邪，上逆于膈，两经邪气，会合胸中，壅逆肺气，故喘而胸满。然邪既合于太阳部分，即当麻黄汤发汗，升提二经之邪，以从太阳而出，乃为捷径。

太阳与少阳合病，自下利者，与黄芩汤。若呕者，黄芩加半夏生姜汤。

此太少之邪合胃，上逆下利也。太少合病，里证当见胸满胁痛，但木盛则土虚，邪逼胃中水谷，故自下利。此当舍太阳，而从少阳之治，以救胃气为主。况邪机内向，故以桂枝汤，去走表之桂枝，而以甘枣，专补脾胃，黄芩能清木火之热，芍药和脾而疏土中之木，若呕者，乃风邪以挟胃中痰饮上逆，故加姜、半，涤饮散邪而止呕逆也。

黄芩汤

黄芩三两　甘草炙　芍药各二两　大枣十二枚

上四味，以水一斗，煮去三升，去滓，温服一升，日再服，夜一服。

阳明少阳合病，必下利，其脉不负者，顺也，负者，失也，互相克贼，名为负也。脉滑而数者，宿食也，当下之，宜大承气汤。

此阳明少阳合病，当辨胜负顺逆也。二经之气，本是相制，少阳贼邪，会合阳明地界，逼迫水谷下奔，故必下利，或见阳明脉大，少阳脉弦，两无胜负，是为顺也。或阳明气衰而脉小，少阳气盛而脉弦大，斯为负矣。负者，正气不胜，故为失也。然非但少阳气盛，乘克阳明为负，即阳明气盛，反壅少阳之气不宣，亦可为负。试观互相克贼一语，义可见矣。所以脉滑而数者，乃外邪与宿食抟聚于胃，即阳明湿热气盛，反壅少阳之气不伸，当下阳明之实，而解少阳之围。若无内结，则阳明气弱，当用小柴胡和解少阳，加葛根而解阳明为是，敢以大承气轻试者乎？

三阳合病，脉浮大，上关上，但欲眠睡，合目则汗。

三阳合病，腹满身重，难以转侧，口不仁[①]而面垢[②]，谵语遗尿。发汗则谵语，下之则额上生汗，手足逆冷。若自汗者，白虎汤主之。

上言三阳合病之脉，次言三阳合病之证也。脉浮为太阳，大属阳明，浮大在于关上，即少阳也。但欲眠睡，合目则汗，乃三阳里邪合于阳明，故腹满身重，谵语，而口不仁。少阳则难以转侧而面垢，太阳则遗尿矣。然三阳内外合邪，汗下皆无取义。若发其汗，则伤胃中津液，邪气尽并阳明，而发谵语。下则徒虚胃阳，元气上脱，则额上生汗，手足逆冷，惟宜白虎一汤，解热生津，不碍表里，所谓自汗者宜之。不汗出，乃太阳表寒深重，不可用矣。

并　病

并病者，始病两经连串为一，如贯索[③]然，渐露兼并之义

---

① 口不仁：语言不利，食不知味。

② 面垢：面部如蒙油垢。

③ 贯索：钱串。

也。并则不论多寡，一经见三五证，或见二三证，即为并病。如阳明少阳证少，太阳证多，羁留时日，太阳必将并入阳明之腑，结而不散，故为并病。若太阳证少，阳明少阳证多，不羁时日，顷即传过他经，乃传经之常，不为并耳。

二阳并病，太阳初得病时，发其汗，汗先出不彻，因转属阳明，续自微汗出，不恶寒。若太阳病证不罢者，不可下，下之为逆，如此可小发汗。设面色缘缘正赤[1]者，阳气怫郁[2]在表，当解之、熏之。若发汗不彻，不足言，阳气怫郁不得越，当汗不汗，其人躁烦，不知痛处，乍在腹中，乍在四肢，按之不可得，其人短气，但坐，以汗出不彻故也，更发汗则愈。何以知汗出不彻？以脉涩故知也。

初病太阳，发汗不彻，转入阳明，接续自微汗出，而不恶寒，乃太阳之邪，并于阳明之腑矣。或见阳明证，而太阳尚未全解，为太阳未罢，当治太阳，使邪不传阳明为尚。若反下阳明，则变结胸，痞气，协热下利，而为逆也，故谓可小发汗，以解太阳之邪也。设面色缘缘正赤，乃寒邪深重，阳气怫郁，在于太阳阳明，经表之间，又非汗出不彻之比，乃当汗不汗之故，另当解之熏之，此非小发其汗之治。所以叮咛不可以汗出不彻，泥为阳气怫郁不得越，当汗不汗也。然何以知汗出不彻之证？其人必显燥烦，不知痛处，乍在腹中，乍在四肢，按之不可得，其人短气但坐，乃是汗出不彻，为二阳并病，更发其汗即愈。然何以知汗出不彻？因脉涩，故知也。盖先时发汗，邪未散而津液已伤，气滞不流，则紧脉转变为涩，故知之也。

---

① 面色缘缘正赤：形容满脸通红。为太阳病未解，并传阳明时出现的病色。

② 怫郁：郁结不舒。

二阳并病，太阳证罢，但发潮热，手足漐漐汗出，大便硬而谵语者，下之则愈。宜大承气汤。

太阳之邪并入阳明之腑，始病两经，终归一腑结局，故为并病，是无疑议矣，故太阳证罢，惟见潮热，手足漐漐汗出，大便硬而谵语者，已显阳明内实，故宜大承气汤，下之则愈。

太阳与少阳并病，头项强痛，或眩冒，时如结胸，心下痞硬者，当刺大椎第一间、肺俞、肝俞。慎不可发汗，发汗则谵语，脉弦。五六日谵语不止，当刺期门。

此互太少风寒并病当刺也。头项强痛，乃属太阳，眩冒少阳也，太少经邪，虽然连串相贯，未为并病之实，但如结胸，心下痞硬，才见二邪归并一处，不解之征，则为并病矣。但治两经，表里难施，所以针法能解，而欲解太阳之邪，当刺肺俞，使肺气下通膀胱，气化得行，则太阳之邪得解。欲解少阳，必刺肝俞，以泻厥阴之气，使少阳之气亦得下通，气化运行，二经之邪，不能留恋。若发其汗，致伤胃津，木邪乘土，则发谵语，而脉见弦，是阳明虚而少阳实也。若五六日，谵语不止，当刺期门，乃从肝胆实处而泻之。

太阳少阳并病，心下硬，颈项强而眩者，当刺大椎、肺俞、肝俞，慎勿下之。

太少并病，上言可刺，而不可汗。此戒不可下也。

太阳少阳并病，而反下之，成结胸，心下硬，下利不止，水浆不下，其人心烦。

此下逆而成结胸痞硬也。前并病未下，尚见结胸，心下痞硬，此并病，必并于胸胃之间。若反误下之，则变结胸，心下痞硬，下利不止，水浆不入，心烦等证，全是阳明邪实正虚，将败之候，无法挽回，所以于未下之前，谆谆告戒也。

过经不解

过经不解者，是以阳数七、阴数六之义也。恐人拘疑六日传经已尽再传太阳之说，故示病过或一六一七，或十二或十四日，经气旺而当复之期。然邪尚羁三阳，病犹未痊，故为过经不解，但太阳为多，少阳次之，阳明又次之，及至三阴，外无表证，而日数虽多，仅宜见证治证，不为过经矣。

太阳病，过经十余日，反二三下之，后四五日，柴胡证仍在者，先与小柴胡汤。呕不止，心下急，郁郁微烦者，为未解也，与大柴胡汤，下之则愈。

过经十余日，风邪尚在，太阳未解，反二三下之，幸无结胸、下利诸变，而后四五日，邪从太阳，以渐传于少阳，谓柴胡证仍在，故先以小柴胡解其外，但呕不止，心下急，郁郁微烦者，乃少阳表少里多，里邪乘胃，故与大柴胡汤，两解少阳、阳明之邪则愈，即少阳篇先发汗而复下之互意也。

太阳病，过经十余日，心下温温欲吐，而胸中痛，大便反溏，腹微满，郁郁微烦，先此时自极吐下者，与调胃承气汤。若不尔者，不可与之。但欲呕，胸中痛，微溏者，此非柴胡证，以呕，故知极吐下也。

过经十余日，心下温温欲吐，而胸中痛，大便反溏，腹微满，郁郁微烦者，乃属太阳而兼阳明，当审何经而为定治，故有二辨。若已经极吐下者，是吐下致伤胃中津液，邪气已陷阳明，而为主治，故当调胃承气，而下夺之。若不经吐下，未损津液，而温温欲吐，胸中痛，微溏，腹微满而烦者，邪气仍在太阳，当治其太阳，故曰不尔者，不可与之。见但欲呕，胸中痛，微溏，此乃太阳而兼阳明，莫作柴胡证治，谓非柴胡证。

然何以识吐之变？盖因呕，乃吐下伤胃所致，故知邪气不在太阳，陷在阳明矣。

伤寒十三日，胸胁满而呕，日晡所发热潮，已而微利，此本柴胡证。下之而不得利，今反利者，知医以圆[①]药下之，非其治也。潮热者，实也，先宜小柴胡以解外，后以柴胡加芒硝汤主之。

此互少阳而兼阳明，治分先后也。胸胁满而呕，邪在少阳之里，潮热，乃兼阳明内实之征。然潮热已而微利，则知阳明内热未结，法当先治少阳之胸胁满而呕。谓本柴胡证，而误下时不得利，过后反利者，知医以圆药缓下不速之故，非其治也，且以潮热姑置，仍用小柴胡汤，先解少阳，杜绝传入三阴之路，后以柴胡汤加芒硝，分涤阳明之热也。

伤寒十三日不解，过经谵语者，以有热也，当以汤下之。若小便利者，大便当硬而反下利，脉调和者，知医以圆药下之，非其治也。若自下利者，脉当微厥。今反和者，此为内实也，调胃承气汤主之。

过经谵语，知是胃中实热，当以调胃承气下之。若小便利而大便当硬，今反利者，必有所误，故当辨脉，即能定治。若邪气自入肠胃，气虚而致自下利者，脉必沉缓迟弱，今脉调和，非邪之为利，乃医以圆药缓攻，不动肠胃之邪而利，此非其治，故谓自下利者，脉必微厥。今反和者，则知医误矣。然虽下利，而胃中邪热未除，故以调胃承气，下其胃热也。

---

① 圆：即丸。

坏 病

坏病者，乃误施汗吐下、温针，而病仍不解，反变病剧，故为坏病。变之大纲，即结胸、下利、汗多亡阳、眩冒、振惕①、惊悸、谵妄、呕哕诸证，其脉或弦数细迟沉紧微涩弱结促代不同，而变证不能尽述，故谓观其脉证，知犯何逆，然后以法治之。

太阳病，三日已发汗，若吐，若下，若温针，仍不解者，此为坏病，桂枝不中与也。观其脉证，知犯何逆，以法治之。

此以风伤卫致变坏证而言也。太阳三日，但宜解肌，而误施汗吐下，温针，病仍不解，又非原证，所变更剧，故为坏病。然证已变迁，桂枝汤是不当与，当观其所变何脉何证，以取一二，随其脉证而治，故曰：知犯何逆，以法治之。

本太阳病不解，转入少阳者，胁下硬满，干呕不能食，往来寒热，尚未吐下，脉沉紧者，与小柴胡汤。若已吐下，发汗，温针，谵语，柴胡证罢，此为坏病，知犯何逆，以法治之。

此以寒伤营而传少阳，致变坏病也。太阳不解而传少阳，当与小柴胡和解，乃为定法。反以吐下，发汗，温针，以犯少阳之戒，而邪热陷入阳明，故发谵语，是非少阳本证，所谓柴胡证罢，而为坏病。要知谵语，乃伤阳明之气而受病，即当知犯阳明之逆，而治之矣。

痰 病

病如桂枝证，头不痛，项不强，寸脉微浮，胸中痞硬，气

① 振惕：惊恐。振，通“震”，惕，恐惧。《后汉书·张衡传》：“如有地动，尊则振龙。”

上冲咽喉不得息者，此为胸上有寒也。当吐之，宜瓜蒂散。诸亡血虚家，不可与。

寒即痰也，素有痰饮内积，稍涉风寒，引动其痰，即恶寒发热，自汗喘逆，如桂枝汤证，但无头痛项强，知非大邪中表之伤寒矣。斯因肺气虚而受邪，以挟胸间痰饮，内外合结，故寸脉微浮，而胸中痞硬，气上冲咽喉不得息，为胸上有寒也。当以瓜蒂散，涌吐其邪，此以高而越之之治。

病人有寒，复发汗，胃中冷，必吐蛔。

痰属阴邪，阴寒湿重，上中二焦阳气必虚，若发其汗，更伤其阳，以致胃冷，蛔则不安，必吐蛔也。

附：门人问答

门人程爕庵问曰：《五常政大论》谓：根于中者，命曰神机，神去则机息；根于外者，命曰气立，气止则化绝。是一切动物，皆赖神机而生，一切植物，皆赖气立而长，然在植物为气立，在人则为气血，已知之矣，但未识何为神？何为机耳？请师开示，以导愚蒙。

曰：此理最微，吾只举其要者，以答尔辈。夫神者，即吾身之灵与，参天地之化育，阐物理之阴阳，故谓之神，而附于营卫，昼行于阳，夜行于阴，周流不息，循环无端，故为神机。而神去则营卫不流，其机则息，若营卫受病，不能生长，而极则化绝，子若知此，则能体察病之机矣。

曰：何谓病机？请悉言之。

曰：仲景书中悉具，但汝辈未曾看破此关，仅知六淫感入经络、脏腑、营卫、阴阳，则显经络、脏腑、营卫、阴阳之证，不知证虽显，而机则不停，且有进退，流伏不一。试观浸淫疮，从四肢流来入口者，为机之进；从口流向四肢，为机之退矣。百合病，欲卧不能卧，欲行不能行，如寒无寒，如热无热，乃机随营卫流行，旋轮脏腑，而气复则愈，故期六十、四十、二十日也。如面赤斑斑如锦纹，咽喉痛，唾脓血，为阳毒；面目青，身痛如被杖，咽喉痛，为阴毒。机留不转，气血几将闭绝，故五日可治，七日机息神去化绝，则不治矣。如太阳阳明之脾约，乃病在太阳，其机先向太阴，而正阳阳明、少阳阳明，机亦如是也。伤寒脉浮而缓，手足自温，病系太阴，然不能发黄，而七八日大便硬者，为阳明病，少阴之一身手足尽热，而为太阳病，厥阴呕而发热，为少阳病，此皆脏机向于腑，但从腑而不从脏治也。如太阳发热，头痛，脉反沉，身体疼痛，机向少阴，故当救其里。本太阳病，医反下之，因而腹痛者，乃太阳误下，而机陷太阴。妇人中风，发热恶寒，经水适来，七八日，热除身凉，胸胁下满，如结胸状，谵语者，此皆腑机向脏，不治其腑，应治其脏也。如伤寒六七日，发热微恶寒，肢节烦疼微呕，心下支结，乃太阳之机，而向少阳，应治少阳也。然邪之所凑，其气必虚，故机乘他经脏腑，虚处流行，若他经不虚，何能传乘？惟在本经，或迟或留，或伏或逆，或开或闭，为病不一。若本经气复，则邪往外出，故太阳欲解，必当先烦，脉浮有汗。阳明欲解，则奄然发狂，濈然汗出。所以伤寒之脉浮而缓，至七八日，暴烦下利，利必自止。少阴之脉紧，至七八日下利，脉紧反去，热结之膀胱，而血自下。此数者，乃为自解也。若在本经，留滞不行，则如太阳之热结膀胱，而少腹硬满者；结胸痞气者；太阳中风，下利呕逆，头痛，心下痞硬满，引胁下痛，妄语短气者；太阳之发汗后，脉浮小便不利，微热消渴者；太阳之发汗后，蒸蒸发热者；阳明之脉迟，汗出不恶寒，潮热，手足濈然者。皆机留伏不行，机几乎息，故当随其机之流伏施治，正诸病在脏欲攻之，当随其所得而攻之[1]也。惟邪入胃腑，无所复传之地，但治其本也。如此随机察证，则治病易已探囊矣。即阴阳二毒，表滞而不流，故用升麻鳖甲汤以升散，百合之邪流无定，清和营卫而为总持。温疟邪滞于表，须以白虎加桂枝而去表。牡疟在心，故以蜀漆散吐之。疟母之机，留伏难拔，鳖甲煎丸，渐磨其积。但中风有经络脏腑，随机而发，故不出方。历节诸痹，惟以通散。虚劳机之不定，则用小建中培土，而资生五脏。内有干血者，其机伏匿，大黄䗪虫丸，缓攻其伏。胸痹心痛，有肝脾肺肾之缓急，故随机各处一方。痰饮遍流脏腑，上下内外，所以随机设方而治。水气之繁，但随风寒、虚实而治。疸证有三，随机虚实处方。杂证繁多，不能枚举。即如伤寒在表者，观其机之开闭、顺逆、留动，故立麻黄之开、桂枝之阖；机流于腑，故用五苓；伏结血分，定以抵当；结胸痞气，饮留胁下，故用陷胸、泻心、十枣。然攻阳明胃实，机已围困，用三承气以破之。如阳明脉浮而紧，咽燥口苦，腹满而喘，发热汗出，不恶寒反恶热，身重。若发汗则躁，心愦愦，反谵语。若加烧针，必怵惕，烦躁不得眠。若下之，则胃中空虚，客气动膈，乃太阳而兼阳明，不能同治，所以随其机显之处而施，故见心中懊憹者。其机上行，则用栀豉涌吐。口干舌燥者，邪入胃腑，机停而消耗津液，以白虎、人参而和之。脉浮发热，渴欲饮水，小便不利者，机流膀胱，

---

① 诸病……而攻之：语出《金匮要略·脏腑经络先后病脉证并治》。

以猪苓汤清导。如太阳邪未尽，而机转胸膈，虚烦不眠，胸中窒而结痛者，阳明下之而不结胸，心中懊侬，头汗出者，厥阴下利后更烦，按之心下濡者，概用栀豉，随机上逆而吐也。阳明病，发热汗多，机停于胃而不出者，伤寒六七日，目中不了了，睛不和，乃病在胃，而机流于肾也。少阴病，口燥咽干，下利清水，色纯青，乃少阴而挟厥阴入胃。少阴病，腹胀不大便者，皆机向阳明，故用大承气，而从阳明之标，不治少阴之本。盖亦随其所得而攻之也，所以太阴、少阴、厥阴、太阳、少阳，转入阳明，若实者随机而攻之，其机向于他脏他腑，而无出入之门户，即当随机之和解。如太阳病未解，脉阴阳俱停，必先振栗汗出而解。见其阳脉微者，使先汗出而解。阴脉微者，使下之而解。如少阴病，心中烦不得卧，机冲于心，用黄连阿胶汤养水清心。下利咽痛，胸满心烦，阴精烦热，用猪肤汤之润。二三日咽痛，机往上逆，用甘桔以开提。少阴四逆，其人或咳或悸，小便不利，腹中痛，泄利下重，乃肾邪以挟风木而逆于胃，故用四逆散，而随其标散。厥阴之为病，消渴气上撞心，心中疼热，饥而不欲食，食则吐蛔①，即知邪入本经，撞心入胃，无所不至，邪机贼胃，用黄芩汤以和之。遏郁胃气不伸则厥，而气陷则利，贼木临土，所以四逆散分解其邪。手足厥寒，脉细欲绝者，本经气血不足，以当归、四逆而补，皆和之之法也。若虚者，但治其本，即桂枝、人参、建中、四逆诸汤而温补。如伤寒医下之，续得下利清谷不止，身疼痛者，急当救里，故以四逆。自利不渴，属太阴，而脏有寒，则用四逆温之。少阴始

① 蛔：原脱，据《伤寒论·辨厥阴病脉证并治》补。

得之，反发热，脉沉，乃脏邪而流于腑，故以麻黄附子细辛汤，标本同治。少阴得之二三日，机无他向，仅在本经，则用麻黄附子甘草汤，微发其汗。少阴下利清谷，里寒外热，手足厥逆，脉微细欲绝，身反不恶寒，其人面赤色，或腹痛，干呕，咽痛，利止脉不出，虚寒之机，流而不定，故以通脉四逆，但温其本，则标自定。若随机而攻，则正气必脱，纵有神丹，莫能挽之。但实者之机，有上下左右，前后进退，顺逆迟留伏匿，诸变不一，故仲景立汗吐下和温诸法，方计二百六十有二，合式其机，当用则用。然机虽转，而方则随其脏腑而定也，有一方能疗数病，或一经之病而设数方，乃阐机之一动，则成一方，若三五数动，则三五数方，使人见机而立方疗病。故以麻黄汤加石膏，名大青龙；桂枝加芩名阳旦；去姜、桂，又为黄芩汤；而以铅丹、大黄、龙、牡加入柴胡汤，且为救逆；葱白加入姜附汤，名为白通。然病变则方亦变也，后贤徒读其书，顺文注释，不能阐发微妙心髓，令业是道者，执法执方，全无变通，不识进退流动，故治疗不灵。后人刻舟求剑，每经每证各立一方，所以治之多误。故予再引诸法而比类，如太阳、少阳、太阴、少阴、厥阴转入阳明为病，然虽无方，而治则是应承气可用。少阴一身手足尽热，热在膀胱之腑，则方应五苓。然经则麻桂宜之。阳明临于少阴，则应猪苓；少阴临于厥阴，黄芩汤则当所用。若少阴而挟厥阴临胃，应之于四逆散也。是因邪感太阳，或入少阴、厥阴、太阴、阳明、少阳，或太阴流于少阴，或少阴流于阳明，或阳明流于少阳、厥阴，互相传乘，原无定理，乃经经如是。故热病，谓太阳之脉色，荣颧骨，热病也，与厥阴脉争见。又热病内连肾，少阳之脉色，热病也，荣未交，今且得汗，待时而已，与少阴脉争见者，乃言邪气传乘之无定也。故《难经》温病之脉，行在诸经，不知何经之动，各随其经所在而取之，乃明不定之义，而伤寒亦如是矣。故业斯道，须以《金匮》《伤寒》，参悟圆融，得其进退流动之机，则治病如拾芥，方为深入仲景之堂。

门人曰：唯。

故记之，以为读仲景书法。

卷　六

太阴全篇证治大意

传经之邪，若依次第而传，则三阳经尽，三阴受之，或是太阴为先。若从虚入，不依次第而传者，不定传于太阴矣。然三阴为病，邪居于内，是无头疼身热，但有经脏之分，故腹满而吐，自利腹痛，或渴不渴，为三阴受邪。治则不离三阳，桂枝、麻黄加减，领邪外出。设见虚寒当温之证，乃因阴湿之邪，下流肾间，而成阴盛阳微之证，故用四逆回阳。如热实当下之证，即用桂枝，加大黄、芍药之类，而无峻攻，反伤胃气，或邪转阳明，即从阳明证治，但有轻重缓急之分，仲景不另出方，听人临证消息也。夫六经中，惟太阴经文简约，辨证九条，方止二道，因其太阴经络在内，传变不繁，故说桂枝，而麻黄证亦互在其中，读者细详，则太阴一经毕矣。

再按：太阴诸条，皆言桂枝汤风伤卫证，而无寒伤营主论主方，其意何也？盖太阴湿性属阴，而水湿同类，湿寒下流助水，水阴愈甚，故自利不渴为脏有寒，此即太阴寒伤营证。当遵《内经》寒淫于内，甘热胜之。故用四逆汤温脾燥湿散寒，而为正治。若邪在经，当用麻黄汤发散，义可知矣。

太阴之为病，腹满而吐，食不下，自利益甚，时腹自痛。若下之，必胸下结硬。

经云伤寒四日，太阴受之。太阴脉布胃中，络于嗌[①]，故

---

① 嗌（yì 亿）：咽喉。

腹满而嗌干。《素问》经脏并举，此谓太阴之为病，乃风寒互明也。但寒邪传于太阴湿土，寒湿壅滞，经气不通，故腹满。风热上行，则吐。脾气不宣，则食不下。寒邪下行，故自利益甚，时腹自痛。然太阴本脏，乃属阴湿，治宜温散。若以误下，徒伤胃阳之气，上邪下陷，与痰搏结，而成胸下痞硬，是同结胸痞气矣。或邪还阳明，以致大便结硬，必俟小便自利，则当下之。

门人刘象九谓：夏秋太阴时令，湿邪直入太阴，或从三阳，传乘太阴，即显腹满而吐，食饮不下，自利腹满而胀，脉沉细缓，乃太阴风湿化而病热，时流不识，遂作阳虚阴盛，妄投姜、附，耗竭真阴而死，不胜屈指，临证毋忽。此生甚明经义，故附之以警来学。

太阴中风，四肢烦疼，阳微阴涩而长者，为欲愈。

此太阴风伤卫欲愈脉证也。风气属木，四肢属脾，风入太阴，内郁则腹满，邪逼水谷下奔，则自利，走于四肢，故烦疼，即风淫末疾之义也。阳脉微者，邪不在阳，阴脉涩者，邪正两虚之兆。若微涩脉中而略带长，乃正气来复，故为欲愈。但见阳微阴涩，乃邪盛正虚，生气不宣，又是土败欲绝之候矣。

太阴病，脉浮者，可发汗，宜桂枝汤。

此风伤太阴之治也。风伤卫，传于太阴经络，风性轻扬，机或外向，故脉见浮。当用桂枝汤，和营卫而驱邪外出，其病即愈。若寒伤营，传于太阴经络而脉浮者，当用麻黄汤，不待言矣。

伤寒，脉浮而缓，手足自温者，系在太阴，太阴当发身黄。若小便自利者，不能发黄，至七八日，虽暴烦下利，日十余行，必自止，以脾家实，秽腐当去故也。

此太阴自解证也。太阳中风，脉浮而缓，手足微冷，头疼身热。与此脉浮而缓，手足自温，而无头疼身热为异，此属风乘脾土，为系太阴。但太阴主湿，其性迟缓，风邪主温，其性轻扬，传于湿土，湿滞化热，风湿互应，故脉浮而缓。若寒邪传入，脉必紧细而沉也。然浮缓之脉，乃外风内湿，相合熏蒸，故发身黄。或小便自利，湿从小便渗去，不发黄矣。至七八日，土气来复，脾旺有权，送邪外出，故虽暴烦下利，日十余行，乃自解之征，非虚寒之比。但风从上出则烦，而利则湿从下去，风湿既从上下而出，乃脾胃气强，谓脾家实，秽腐当去故也。

伤寒，脉浮而缓，手足自温者，是为系在太阴。太阴当发身黄，若小便自利者，不能发黄，至七八日，大便硬者，为阳明病也。

此互太阴风寒，邪机转向阳明，为阳明病也。前谓七八日，暴烦下利，乃脾气有权，湿热自去，而为自解。此虽不发黄，乃被湿热壅盛，不能自解，邪从太阴还转阳明，故大便硬，而为阳明病，即太阴攻下之证也。若邪机不转阳明，敢轻下之乎？

自利不渴者，属太阴，以其脏有寒故也。当温之，宜服四逆辈。

此太阴寒伤营证也。太阴属湿，其性阴寒，寒邪传于太阴，湿寒过盛，阳气衰微，则自利不渴，乃脾脏受寒，故谓脏有寒也。经谓：寒淫于内，治以甘热。故宜四逆汤，以附子温起肾脏之阳，而生土燥湿，干姜温脾而驱客寒，炙甘草温中补脾为助，此乃治太阴寒伤营之正法。若自利烦渴，或便结硬，小便黄赤，又属湿热为病，治当转环①矣。

再按：寒邪传入太阴，必因脾肾阳虚，以挟寒水上逆于脾，故显

---

① 转环：转换，变化。

自利不渴诸证。当以四逆汤，补阳燥湿为主，若脾肾阴虚火盛，而风邪入内为病，自当反此推治，则太阴一经无失矣。

太阴病欲解时，从亥至丑上。

亥水和阳，子丑生土，故欲解也。

本太阳病，医反下之，因而腹满时痛者，属太阴也。桂枝加芍药汤主之。

此太阳风伤卫，误下而传太阴也。太阳表邪未罢，而误下伤脾，其邪不传阳明少阳，乃从虚处而直入太阴，故腹满时痛，俗谓误下传也。然既误下，陷入之邪，以何得解？而风性轻扬，邪从外入，故以桂枝汤和营卫，升举风邪，从外而出，倍芍药，以收太阴之逆，不增一药，而救误下之证，非入圣贤神彀，乌能若是哉？

大实痛者，桂枝加大黄汤主之。

误下则邪陷太阴，阳邪炽盛，兼转阳明，故不大便，而大实痛。然痛则邪已深入，不能尽使表出，所以桂枝汤，升举之中，又加大黄，上下分消，即通则不痛之义。设不因误下，而大实满痛，效用此意，甚验也。

桂枝加大黄汤

桂枝三两　大黄一两　芍药六两　生姜三两　甘草炙，二两　大枣十二枚

上六味，以水七升，煮取三升，去滓，温服一升，日三服。

太阴为病，脉弱，其人续自便利，设当行大黄、芍药者，宜减之，以其人胃气弱，易动故也。

此脾病不可伤胃也。脉弱自利，乃胃气虚弱，脾阳不健也。误以大黄，先伤胃气，必致下利不止，故为易动。此嘱桂枝大黄汤，不可轻用之意。然不惟脉弱当禁，纵见脉实，亦不可用。

盖太阴、阳明，虽然脏腑表里相通，必欲审其邪机转动，向里向表之分。若向阳明，而成胃实，则攻之无虑，在太阴而攻药入胃，诛伐无过，胃气全伤，变患无穷也。

少阴前篇证治大意

盖少阴一经，须明阴阳两途，治始有据，否则祸如反掌。且如阴亏者，风邪传里，以挟肾中相火而发，阳邪炽盛，治当养阴抑阳。不然，则邪未除，而阴精先竭，遂成死候。若阳亏者，寒邪传入，必挟肾中阴寒水性而发，阴寒搏击，其阳外越，证显里寒外热，手足逆冷，恶寒蜷卧，下利清谷，阳机欲绝等证，急当救阳抑阴，而从治者，汇列下篇。兹汇风伤卫，阳邪炽盛，存阴正治之法，列于此篇，俾业医者，一目了然矣。

少阴之为病，脉微细，但欲寐也。

此少阴总脉证也。经云伤寒五日，少阴受之。少阴脉贯肾，络于肺，系舌本，故口燥舌干而渴。此乃邪传少阴，风寒总证，故仲景补出脉之微细，证之欲寐也。若邪在三阳，脉必浮紧数大，入于少阴之脏，经络在里，故脉微细。然卫气行阳则寤[①]，行阴则寐[②]，气入于阴，邪郁于阴，所以不论阴阳两途，必具但欲寐证。若偏于阳者，则显口燥舌干，偏于阴者，则显吐利呕逆。当分脉之浮数沉迟，即随阴阳、气血、寒热、虚实治之，庶无差误。

少阴病，脉细沉数，病为在里，不可发汗。

此治少阴风热，戒发汗也。证显欲寐，而脉细沉数，乃风

---

① 寤（wù 务）：睡醒。

② 寐（mèi 魅）：睡着。

热传于少阴，故为在里。当以清解热邪，存阴为务，病既在里，与表甚远，故戒发汗也。

少阴中风，阳微阴浮者，为欲愈。

阳微者，阳分无邪，而病在阴，阴浮者，邪机向表，故为欲愈也。

少阴病，脉紧，至七八日，自下利，脉暴微，手足反温，脉紧反去者，为欲解也。虽烦下利，必自愈。

此少阴正证正脉，自解证也。寒邪传入少阴，阴阳两不相亏，以故脉紧。所以七八日自下利，乃正气有权，送邪自从下利暗除，故紧脉暴微，手足反温，脉紧反去而为欲愈，是同太阴脾家实，秽腐当去之意也。然虽见烦躁下利，乃病解之征，而非虚寒之比，谓必自愈。此当麻黄附子甘草汤固阳微汗温散，但寒出而真阳不出，其邪立解。若脉见沉迟微弱，乃偏于虚寒，当从四逆、白通救阳为主。或脉细沉数，偏于里热，当从黄连、阿胶、猪肤等法，清热救阴也。盖少阴正治，前人皆不辨明，俾读者茫无头绪，故予拟此而为少阴治寒正法，其余皆属偏阴偏阳。业医者，以前后二篇合参，须分阴阳两途，而脉紧为正，则无失矣。

少阴病，得之二三日，麻黄附子甘草汤微发汗，以二三日无里证，故微发汗也。

此互上条治法也。得之二三日，但欲寐，不见吐利、腹痛、烦躁、汗出、厥逆亡阳虚寒之证，又无心烦、咽痛、口燥、腹胀阴虚等证，为无里证也。而寒邪初传少阴，正气未虚，不偏阴阳，惟显欲寐之证，故当以麻黄附子甘草汤，发汗散邪则愈。然治少阴寒水之经，乃真阳寄于肾中，故当炙甘草、附子温经固阳，以麻黄通阳开腠，取其微微小汗，则寒邪散而真阳不出，其病立解。后人方书，但知偏阴偏阳，而用急温急下，不明固阳温散，乃失少阴主治，惜哉。

麻黄附子甘草汤

麻黄　甘草炙，各二两　附子炮，一枚

上三味，以水七升，先煮麻黄一二沸，去上沫，内诸药，煮取三升，去滓，温服一升，日三服。

少阴病，欲解时，从子至寅上。

各经解于正气旺时，少阴解于阳生之际，正谓阳进则阴退，阴阳和而邪自解矣。

少阴病，八九日，一身手足尽热者，以热在膀胱，必便血也。

此少阴风热，机向膀胱也。身凉欲寐，而为本证，至八九日，一身手足尽热，乃肾邪外向，移于膀胱，里病通于表也。此同太阴邪转，大便硬为阳明之义。然诸脏皆有移腑，诸腑皆侵于脏，不可不识。盖膀胱为多血少气之腑，邪入血分，邪血相搏妄行，故必便血。但世不明脏移腑病，谓六日传经已尽，再传太阳，遗误千古，良可叹也。

少阴病，得之二三日以上，心中烦，不得卧，黄连阿胶汤主之。

此风热灼耗肾阴而心烦也。身凉欲寐为本证，得之二三日以上，而显心烦不得卧，乃风热入肾，耗竭阴水，心相无制，神志不宁，自焚欲死之征，而与阴寒上逆之烦躁迥殊。必当滋阴清火，急救肾水，而制火为主，故用黄连、黄芩，而清上焦心相之火，芍药养阴，鸡子黄养阴济水，又清阴分之热，阿胶以滋肺肝肾阴，而祛内伏之风也。

黄连阿胶汤

黄连四两　黄芩一两　芍药二两　阿胶三两　鸡子黄二枚

上五味，以水五升，先煮三物，取二升，去滓，内胶烊尽，小冷，内鸡子黄，搅令相得，温服七合，日三服。

少阴病二三日至四五日，腹痛，小便不利，下利不止，便脓血者，桃花汤主之。

此互风寒两伤，传入少阴，转还阳明，挟湿为利也。肾为胃关，风寒传入少阴，则关门不利，反还脾胃，湿热相蒸，不能分渗下达，故腹痛而小便不利。然小便既已不利，肾邪上逆，无所渗泄，逼迫胃中水谷，趋向大肠，则下利不止。寒挟内湿，凝滞血分，则便脓血。故用桃花汤之干姜辛热，以散本寒，赤石脂味涩固脱，糯米甘凉调中，养阴和阳为助也。

桃花汤

干姜一两　糯米一升　赤石脂一斤，一半全用，一半筛末

上三味，以水七升，煮米令熟，去滓，温服七合，内赤石脂末方寸匕，日三服，愈，余勿服。

少阴病，下利，便脓血，桃花汤主之。少阴病，便脓血者，可刺。

此寒淫血分便脓血，当刺也。前条风寒两伤，侵扰气血下利，而兼便脓血，故用桃花汤主之。此不下利，但便脓血乃纯寒凝于血分，化为脓血，但桃花汤不能开其壅结，故当刺其经穴，疏通气血而泻血分之寒，俾邪去，则脓血止矣。

少阴病，下利，咽痛，胸满，心烦者，猪肤汤主之。

此肾阴虚而邪入于胃也。少阴风热，循经而上咽喉，则痛，肾阴虚而心火无制，气逆不降，则胸满心烦，逼迫胃中水谷下奔，则利。然正虚邪实，热冲斥三焦，肾水将欲告竭，若以苦

寒清热，恐燥肾阴，故不用，而以猪肉，去里之肥白，取皮水煮，和蜜粉熬香服之。盖猪乃北方亥兽，专入壬癸，滋润肾经之燥，此取皮者，兼滋肺金水贯之源，俾生肾水，以白蜜粉和，养胃中之阴，而上中下得润，则阴阳和而邪自退，利自止矣。盖前条乃寒邪凝滞，下利便脓血，用桃花汤温中散寒，养血固脱。此风热上壅，逼迫下利咽痛，以猪肤汤甘寒润燥，养阴退阳，然固脱止利虽同，而寒热有异也。

猪肤汤

猪肤一斤，味甘寒

上一味，以水一斗，煮取五升，去滓，加白蜜一升，白粉五合，熬香，和相得，分温六服。

少阴病二三日，咽痛者，可与甘草汤，不差者，与桔梗汤。

少阴风热，循经上逆，咽中搏结，故为咽痛，所以甘草一味煎汤，解毒清热，和缓阴阳。而服之不差，乃热结难开，更加桔梗，开提散结，此即随其所得而攻之也。初病未具他证则效，若兼下利呕逆，心烦不卧，肾水告竭，用之无益矣。

甘草汤

甘草二两

上一味，以水三升，煮取一升半，去滓，温服七合，日一服。

桔梗汤

桔梗一两　甘草二两

上二味，以水三升，煮取一升，去滓，分温再服。

少阴病，咽中痛，半夏散及汤主之。少阴病，咽中伤，生

疮不能语言，声不出者，苦酒汤主之。

此邪循本经气血两分也。上条风热搏结气分，而致咽痛，用甘桔开提，此风热与痰饮搏结气分，故以半夏涤饮，甘草清热，仍用桂枝以驱在上之风。设咽喉肿窄，散不能服，以故易汤，乃服法之权变也。若伤咽中营血，生疮不能语言，而声不出，仍用半夏涤饮，鸡子壳清润喉中热燥，而滋阳中之阴，藉苦酒消肿敛疮，兼退血分热也。

半夏散及汤

半夏　桂枝　甘草炙，等分

以上三味，各别捣筛已，合治之，白饮和服方寸匕，日三服。若不能散服者，以水一升，煎七分，内散一两方寸匕，更煎三沸，下火令小冷，少少咽之。

苦酒汤

半夏十四枚　鸡子一枚，去黄，内上苦酒，着鸡子壳中

上二味，内半夏着苦酒中，以鸡子壳置刀环中，安火上令三沸，去滓，少少含咽之。不差，更作三剂服之。

少阴病，四逆，其人或咳，或悸，或小便不利，或腹中痛，或泄利下重者，四逆散主之。

此少阴邪气挟木乘胃也。四逆证乃有阴阳之别，此等吃紧关头，最当详析。证见寒过肘膝，呕吐腹痛，下利清谷，脉沉迟细，是为虚寒四逆。若口燥舌苔，小便黄赤，脉沉而数，热邪内郁，是为阳证四逆。盖肾为胃关，邪壅于肾，关门不利，所以胃气不舒。又兼木为肾子，风气通肝，肾肝邪壅于胃，则胃气不行四肢，故为四逆。然肝肾之邪，冲肺则咳，冲心则悸，胃关不开，则小便不利，乘脾则腹痛，逼迫胃中水谷下奔，则泄利。胃肠气滞于下，则下重，乃少厥二阴。热邪为本，四逆

诸证为标，故谓或咳或悸也，盖少阴机标已向厥阴，故从机而治厥阴，则少阴亦解。用炙甘草温中散邪，芍药养阴而疏土中之木，柴胡以引厥少之邪，从外而出，枳实以疏胃中已陷之邪，俾得四通八达，则四逆自退。然虽少阴而见四逆，诚因厥阴之标逆胃所致，乃风气通肝，故以母实泻子之义也。此方原系治厥阴热厥主方，后人不识其旨，湮没已久，今表出之。

四逆散

甘草炙　枳实　柴胡　芍药

上四味，各十分，捣筛，白饮和服方寸匕，日三服。咳者，加五味子、干姜各五分，并主下利。悸者，加桂枝五分；小便不利者，加茯苓五分；腹中痛者，加附子一枚，炮令坼①；泄利下重者，先以水五升，薤白三升，煮取三升，去滓，以散三方寸匕，内汤中，煮取一升半，分温再服。

少阴病，下利六七日，咳而呕渴，心烦不得眠者，猪苓汤主之。

此少阴风热还胃也。少阴风热，转入阳明，风湿相搏，逼迫水谷下奔则利，胃气上逆则呕，泻伤津液则渴，火无水制，淫肺则咳，而心烦不眠。故以猪苓、茯、泽、滑石宣导湿热，俾从膀胱而出，阿胶滋阴而驱伏风，且助导邪滋干之力，则不治咳呕而咳呕自止。盖前条心烦不眠，较此似同，而治异何也？然前心烦不得眠，而无下利，乃肾水将绝，故用黄连阿胶汤滋阴清火，急救肾阴为主。此乃少阴风热转入阳明，逼迫水谷下奔，故以猪苓汤驱导水邪还从膀胱而去，当救胃中津液为主，

---

① 坼（chè 彻）：原作“柝”，据《伤寒论·辨厥阴病脉证并治》改。裂开。

乃本在少阴而标入阳明，肾脏邪机乘他腑之治也。

少阴病，得之二三日，口燥咽干者，急下之，宜大承气汤。

此风热耗竭肾阴与胃津之急也。少阴风热炽盛，肾水欲绝，而不上灌于咽，胃中津液亦竭，故二三日，就见口燥咽干，即阴气先绝，阳气后绝而死之征。故当大承气急下，荡涤热邪，使从肠胃而去，则不济阴，而水自生矣。此必便闭坚结者宜之，否则又当养阴退热为主。

少阴病，自利清水，色纯青，心下必痛，口干燥者，急下之，宜大承气汤。

此少阴邪挟木火乘胃也。经谓：风气通于肝。母邪通子，少阴风热，而挟木火乘胃，煽逼胃中水饮津液，故自利清水，而色纯青，并无渣滓相杂，邪气横格胃间，则心下痛，肾水不能上供，故口干燥。但邪机已入阳明，当随其所得而攻，故用通因通用，以大承气急下，以导热邪，俾从肠胃而去，乃救胃肾将绝之阴也。

门人同姪问曰：吾师尝谓三阴之邪，转入阳明，必须大便坚干，方可攻下。此但口燥咽干，而见下利清水，反用急下，岂不徒伤其胃，真气下脱而死乎？答曰：前云邪转阳明，必俟大便坚硬而攻下者，乃未伤胃中津液之谓，此利清水，因肝肾邪热炽盛，乘逼胃中津液顷绝，势已滨[①]危，不得不以通因通用急夺[②]，而救胃肾将绝之阴，否则以何抵止？此乃珠盘无碍之法[③]，子可不细心体究仲景之意乎？”

---

① 滨：靠近。

② 夺：强取。

③ 珠盘无碍之法：喻阳明急下证与少阴急下证迥异。

少阴病，六七日，腹胀，不大便者，急下之，宜大承气汤。

此少阴风热转入阳明燥实也。肾为胃关，关门热闭，肾邪还转阳明，而脾胃肾三脏，壅塞无通，故腹胀而不大便。但胃津肾水，将已告绝，故宜大承气急下，而救胃肾将绝之阴也。盖少阴病腹胀不大便，乃邪转于胃，谓之少阴阳明，而阳明湿热下流肾中，有目中不了了，睛不和者，谓之阳明少阴。但五脏六腑，皆有互相传乘生克之义，仿此察病，则机变无穷矣。

少阴病，但厥无汗，而强发之，必动其血。未知从何道出，或从口鼻，或从目出，是为下厥上竭，为难治。

少阴之邪，以挟木火，壅遏阳明之气，不达四肢则厥，所以但厥无汗，其病在里，当以四逆散，和阴散邪，则病自退，而厥自愈。若强发其汗，扰动阴火，升提真阴之血，乃从下极之枢直奔清道，窜出耳目，或从口鼻，并伤清阳津液之气，则变下厥上竭，故为难治。

少阴病，咳而下利，谵语者，被火气劫故也，小便必难，以强责少阴汗也。

以火劫少阴致变也。少阴邪热在里，当以清热养阴，若以火劫其汗，火邪内攻，津液耗竭。若攻冲于肺则咳，入胃则发谵语，奔迫大肠则下利，注于膀胱，阴水涸竭，故小便必难，因火强责少阴之汗故也。

卷　七

少阴后篇证治大意

夫真阳一气，乃人身立命之根，寄于右肾，故肾有两枚。然左肾通于阴血，右肾通于阳气，易为太极，即先天阴阳之气也。盖人之阴阳有偏胜，故治病必当先分阴阳，后以中风伤寒别之。然风邪属阳，传于少阴，以阳从阳，势必从乎火发，显呈口燥，咽干，热邪炽盛等证。当以清热润燥，救阴而为先务者，已列前篇。兹述寒邪伤营，传入肾中，以阴从阴，而从水发，则显手足逆冷，腹疼下利，呕逆，恶寒倦卧，汗出亡阳，虚寒等证，则当回阳为主，悉归此篇。然粗工不解，必于曾犯房劳，始敢用温，及遇一切当温之证，反不能用。讵知病时先亏肾水者，不可因是认为当温之证，其人必真阳素亏，而受外寒，从阴而发，或汗吐下，扰阳外出，不能内返，势必藉温药，以回其阳，方可得生，于斯参酌，而少阴之治，则冰炭判然矣。

少阴病，欲吐不吐，心烦，但欲寐，五六日，自利而渴者，属少阴也。虚故引水自救。若小便色白者，少阴病形悉具，小便白者，以下焦虑有寒，不能制水，故令色白也。

此少阴虚寒似乎热证之辨也。若见欲寐，而欲吐不吐，心烦者，乃因阳虚，阴邪上逆，但阳气不能主敌阴寒，故五六日自利，而利损津液，不能上供，则渴，所以虚而引水自救，是非阳热津干之渴也。阳虚而不消水，故小便色白，乃少阴阳虚病形悉具矣。然心烦，而上虽似热，实因下焦虑寒，不能制水，故令色白。当从温散无疑，盖世但知四肢厥逆，遂为虚寒，讵知小便色白，乃为的验也。

病人脉阴阳俱紧，反汗出者，亡阳也，此属少阴，法当咽痛，而复吐利。

此阴盛亡阳之脉也。阴阳俱紧，乃寒伤营脉。寒入少阴，逼阳上越，不能固护于外，以故汗出，而为亡阳，是属少阴。阴邪上逆，阳不归根，则咽痛而吐，下焦阳虚，故复利也。急当回阳散寒，迟则阳脱不救。

少阴负趺阳者，为顺也。

少阴水也，趺阳土也。伤寒惟恐土虚不能制水，水得寒邪，泛滥无抵，则呕吐下利，真阳外越，里寒外热，阳脱而死。若土气有权，水邪不得泛滥，邪气易解，故欲脉见少阴负趺阳者，为顺也。

少阴病，脉微不可发汗，亡阳故也。阳已虚，尺脉弱涩者，复不可下之。

此少阴阳虚，而禁汗下也。邪传少阴，原无发汗之理，篇中仅有始得之，反发热，脉沉者，乃寒伤少阴，而得太阳表证，故用麻黄附子细辛汤固阳发汗散邪。又少阴二三日，无里证者，麻黄附子甘草汤微发其汗，乃是少阴寒伤营，正治之法也。此见脉微，为阴盛亡阳，故不可发汗，则当救阳为主，而尺脉弱涩，精亦不足，复不可下矣。

少阴病，恶寒而倦[1]，时自烦，欲去衣被者，可治。

此阴盛阳气未脱，定可治也。恶寒乃阳微阴盛，而阴主静，故倦。阴邪上逆，阳不归宁，故时自烦，而欲去衣被。虽然阳气扰乱不宁，尚在欲脱未脱之际，还可收阳内返，故定可治。

---

① 倦：赵开美本《伤寒论》作“蜷”。

少阴病，下利，若利自止，恶寒而倦卧，手足温者，可治。

此下利止后，验可治不可治也。下利自止，阴邪少减，邪不上干，脾土稍得苏矣。但阳气衰微，而恶寒倦卧，当验其手足。温者乃真阳未离，急用白通、四逆之类，温经散寒，则邪退而真阳复，故定可治；若手足不温，而利虽止，胃肾之阳已绝，则不治矣。

病发热头痛，脉反沉，若不差，身体疼痛，当救其里，宜四逆汤。注见太阳中篇。

少阴病，始得之，反发热，脉沉者，麻黄附子细辛汤主之。

此少阴表证也。欲寐脉沉，寒伤少阴脉证。但少阴不当发热，反发热，是带少阴之表，以不头疼，与太阳有别，故用麻黄、细辛专驱少阴之表，附子固护元阳，俾邪散而阳不外越，此少阴正治之法，读者毋忽。

麻黄附子细辛汤

麻黄　细辛各二两　附子炮，一枚

上三味，以水一斗，先煮麻黄，减二升，去上沫，内药，煮取三升，去滓，温服一升，日三服。

少阴病，得之一二日，口中和，其背恶寒者，当灸之，附子汤主之。

此少阴阳虚，而无里证也。得之一二日，但欲寐，故作少阴证治。而口中和，则知阳气不盛，其背恶寒，乃阳微阴盛，已露一班，故当灸气海、关元，助阳退阴，继服附子汤，温补真阳之气，茯苓以导阴湿下行，芍药收阴不使上僭①，参、术固中而镇阴逆也。

少阴病，脉沉者，急温之，宜四逆汤。

此脉沉为里寒也。少阴脉见沉细数而有力，四逆汤则非所宜。若沉迟细弱不鼓，证显手足厥冷，身疼欲寐，乃真阳虚而寒盛于里，则宜四逆汤温之。

少阴病，饮食入口即吐，心下温温欲吐，复不能吐，始得之，手足寒，脉弦迟者，此胸中实，不可下也，当吐之。若膈上有寒饮，干呕者，不可吐也，急温之，宜四逆汤。

此似热辨虚也。少阴之邪上冲，则饮食入口即吐，心下温温欲吐，复不能吐，邪逆于中也。若始得时，手足寒而脉弦迟，是非热邪，乃阴邪上逆所致。若热邪与素积痰饮，搏结于胸，为胸中实，不可下，而当吐之。此干呕，乃阳虚膈有寒饮，以挟阴邪上逆，则吐亦不可，恐扰虚阳随吐而脱。急当温补，复阳驱阴，故宜四逆汤也。

少阴病，身体痛，手足寒，骨节痛，脉沉者，附子汤主之。

此阳虚而挟湿也。身体骨节痛，手足寒，脉沉者，纯是少阴阳虚挟湿之证，虽无下利，呕逆，内虚诸证，然亦必当附子汤，温经散寒回阳为主。

附子汤

附子二枚　人参二两　白术四两　芍药　茯苓各三两

上五味，以水八升，煮取三升，去滓，温服一升，日三服。

少阴病，二三日不已，至四五日，腹痛，小便不利，四肢

---

① 僭（jiàn 建）：超越本分。

沉重疼痛，自下利者，此为有水气。其人或渴，或小便利，或下利，或呕者，真武汤主之。方见太阳上篇。

此少阴邪转阳明挟湿也。邪郁少阴，关门不利，二三日不已，而水寒四布，横流逆射，反侮于脾，则腹痛；逆胃而阳气不升，则四肢沉重疼痛；关门不开，则小便不利；转入肠中，故自下利；射肺则咳；溢胃则呕。治宜温中散寒，而泻水湿下行，为第一义。所以白术坐镇中州，驱逐北方寒水下行，不使泛滥于脾，故名真武，茯苓导渗寒湿，附子行阳燥湿补虚，合同生姜，宣寒逐湿，以芍药收阴，俾寒散，则诸证除矣。

少阴病，吐利，手足厥冷，烦躁欲死者，吴茱萸汤主之。

此少阴并挟厥阴而乘胃也。少阴邪盛，淫溢于肝，肝肾之邪，协[1]逆胃中，逼迫水谷下奔，阳微不能固摄，故上吐下利，而手足厥冷。然肝为将军之官，是被肾阴逼迫，则阳神飞越，躁急不宁。此乃阳欲上脱，阴欲下脱，故烦躁欲死。但无自汗，正在欲脱未脱之际，还可追阳返宅。故用吴茱萸专驱肝肾之寒，而下逆气，人参、姜、枣温胃补中，俾正气得补而寒自散，吐利烦躁即止矣。

少阴病，下利，白通汤主之。

此虚寒转入阳明下利也。少阴虚寒下利，必显脉微迟细，身凉欲寐，下利清谷，呕逆厥冷诸证。此但下利，阴虽未逆，而下逼则甚，当虑胃肾阳陷下脱，故以附子温起中下之阳，葱白同干姜，散寒而能通阳入阴，俾阴散阳和，则利自止矣。

少阴病，下利，脉微者，与白通汤。利不止，厥逆无脉，干呕烦者，白通加猪胆汁汤主之。服汤脉暴出者死，微续

---

① 协：共同。

者生。

此互上条之脉，与白通加减法也。脉微乃阳虚，肾寒逼迫胃中水谷，下奔则利，当与通阳入阴为治。而服白通汤，非惟下利不止，反致厥逆无脉，干呕烦者，此乃阴盛格阳，不能入阴，故增病剧，犹如兵寇拒敌，不使先锋，以何能取破竹之势？故加人尿、猪胆汁阴药而为向导，同气相投，接引群阳之药，直趋阴界，俾见阳光，阴即消散，胃关得固，则下利止，而脉道渐行，故谓微续者生。若脉陡出，即是阴寒逼迫虚阳外浮，顷脱之象，故主死也。

白通汤加猪胆汁汤方依后加入

葱白四茎　干姜一两　附子生用，一枚

上三味，以水三升，煮取一升，去滓，分温再服。

白通加猪胆汁汤，即此入人尿五合、猪胆汁一合，和令相得，分温再服，若无猪胆，羊胆亦可用。

少阴病，下利清谷，里寒外热，手足厥逆，脉微细欲绝，身反不恶寒，其人面赤色，或腹痛，或干呕，或咽痛，或利止，脉不出者，通脉四逆汤主之。

此阴盛格阳外越也。脉见微细欲绝，手足逆冷，下利清谷，乃阴邪充斥上下，逼迫真阳上行外越，故身反不恶寒，其人面赤色。然寒邪入脾则腹痛，入胃则干呕，上逆则咽痛，阴邪闭塞，阳微不通经隧，故利止而脉不出，但未现自汗阳脱诸证，故以通脉四逆汤，通阳返宅，俾阳气通而脉出愈矣。

四逆汤此汤加葱九茎名通脉四逆汤。

甘草炙，三两　干姜三两，强人可四两　附子大者，一枚，生用

上三味，以水三升，煮取一升二合，去滓，分温再服，其脉即出者，愈。

面色赤者，加葱九茎；腹中痛者，去葱，加芍药二两；呕者，加生姜二两；咽痛者，去芍药，加桔梗一两；利止，脉不出者，去桔梗，加人参二两。

少阴病，吐利，手足不逆冷，反发热者，不死。脉不至者，灸少阴七壮。

此胃阳未败而用灸也。欲寐而见吐利，乃少阴阴寒，冲斥上下，阳微危极，但胃阳未败，所以手足不致逆冷，惟肾中真阳外越，故反发热，阴闭经隧，故脉不至，犹为吃紧，故以艾灸少阴经穴，使经通而阳得返宅，脉复即愈也。

少阴病，下利，脉微涩，呕而汗出，必数更衣，反少者，当温其上，灸之。

此阴阳两虚证也。微为阳微，涩为阴弱，而下利脉见微涩，乃阴阳不足，而受寒邪。邪逆于胃则呕，阳虚不能外固，阴弱不能内守，所以汗出。然虽阳虚阴盛，而无水湿相并，但有气虚下坠，故数更衣而反少，阴弱则勤努责也，是人平素阴虚阳弱，陡伤寒邪所致。然阳弱本当用温，而阴虚又不宜温，一药之中，既欲求阳，又欲护阴，漫难区别。故于顶之上，百会穴中灸之，以温其上，而升其阳，俾阳升而不致下陷，则阴邪亦得自散，而下利自止，故不用温药，而用灸法，有如此之回护也。

以上诸条，皆少阴阳虚阴盛之治。

少阴病，脉微沉细，但欲卧，汗出不烦，自欲吐。至五六日，自利，复烦躁，不得卧寐者死。

脉微沉细，但欲卧，少阴阳虚脉证，护卫之阳将欲离散，故汗出而不烦，阴寒上逆，则自欲吐，急当驱阴救阳，庶可图生。延至五六日，自利，烦躁，不得卧寐，乃阴邪复盛，阳从上脱，故死。

少阴病，恶寒，身倦而利，手足厥冷者，不治。

恶寒，身倦而利，手足厥冷，若见烦躁，乃阳气欲脱未脱之际，还可回其阳，希图万一。此不烦躁，是属纯阴之征，纵欲回阳，其阳决不能回，故曰不治。

少阴病，吐利，烦躁，四逆者，死。

阴盛，上逆则吐，下迫则利，烦则阳欲上脱，躁则阴欲下脱，而见四逆，乃脾肾之阳，俱已败亡，故死。

少阴病，四逆，恶寒而身倦，脉不至，不烦而躁者，死。

四逆，恶寒身倦，脉不至而不烦，阳神已去，证属纯阴，而躁则阴魄将离，故死。

少阴病，下利止而头眩，时时自冒者，死。

下利既止，似乎可愈之兆，然利时阴基已坏，阳无所附，脱出肾间，独聚巅顶之上，纷纭摇动，顷刻飘飖[1]荡散，故头眩自冒者死。

少阴病，六七日，息高者，死。

邪传少阴六七日，阳气不复，阴寒愈盛，拒格微阳上逆，不得归根，惟聚胸中喘逆，渐致息高气脱而死。盖有六七日，阴绝不复，阳无所附，亦致息高气喘而死。正谓阴气先绝，阳气后绝而死之义，非独阴寒之一证也。

---

① 飘飖（yáo 遥）：同“飘摇”，飘荡，飞扬。

卷　八

厥阴全篇证治大意

经云：六日厥阴受之。厥阴脉循阴器，络于肝，故烦满而囊缩。是以次序而言也。或三五六日，即传厥阴，甚有二三候，尚未传于厥阴，所以不可拘定日数而论也。仲景推广其义，补出消渴，气上冲心，心中疼热，饥而不欲食，食则吐蛔，下之利不止，乃为木乘土病。若邪抑胃阳下降，不能升达四肢，则厥而下利。胃气复而上升，木邪归上则厥。后发热而利自止，乃为病退。热后发厥，胃受木制，乃为病进。木胜则厥多热少，胃胜则厥少热多。所谓厥深者，热亦深，厥微者，热亦微，厥者必发热，前热者后必厥，第每多兼证。若本经自病，则为喉痹，乘胃气逆则呕，水谷下奔则利，郁甚则厥，胃阳升则身发热，而利自止，胃阳发露①，能食则为除中，若乘挟少阴，肾寒愈盛，则为阳虚寒厥。所以温之灸之，乃回肾中之阳也。但厥证每多属阳，所以仲景辄用三阳治法，乃因邪从外入，欲引从外而出，即谵语当下之证。只用小承气，和其胃气，而他证皆不用下，因病在厥阴，而下则徒伤胃气，反致厥逆不止而死。然篇中风寒互发，阴阳虚实不一，故列全篇。第厥阴一证，历代诸贤阐理欠明，当以鄙见，反覆详玩。

厥阴之为病，消渴，气上撞心，心中疼热，饥而不欲食，食则吐蛔，下之利不止。

---

①发露：显示，流露。

此厥阴经邪纵横为病也。经云：六日厥阴受之，烦满而囊缩。但言表里上下，本经之证，赖仲景推广病情，而补乘侮之变也。夫风传厥阴，木火炽盛，纵横无忌，乘吸胃中津液，兼耗肾水，上渴下消，饮水多而小便少，谓之消渴。但肝气通心，母邪淫子，故气上撞心，心中疼热，抑郁胃气不伸，则饥不欲食，而食则吐蛔。然风木盛而胃气必衰，误下伤胃，邪入胃中，肆逼水谷下奔，则利不止。窃拟黄芩汤，原治厥阴本病主方，湮没至今，故予表出，而后贤方书，但以承气下法，岂非一盲引众盲，相牵入火坑之谓欤？

凡厥者，阴阳气不相顺接，便为厥。厥者，手足逆冷者，是也。

此明致厥之因也。阴阳者，非厥阴一经阴阳也，阴乃厥阴肝也，阳乃阳明胃也，二经相胜克贼，合为阴阳之谓也，即经谓阴者真脏也，阳者胃脘之阳也。故凡邪气传入于肝，上逆凌胃，但有伤土之能，而无疏土之益。木胜土虚而不相和，木郁胃阳，不达四肢，则手足逆冷为厥，谓之阴阳之气不相顺接，奈诸家罔识此义，而使后人治厥阴经病，百无一中，相延至今，故予拟四逆散主之，则理顺畅矣。

诸四逆厥者，不可下之，虚家亦然。

此见厥，禁下也。厥乃木乘郁胃，阳明气降不伸，则四逆为厥。攻则徒虚其胃，胃气随即下脱而死矣。虚家，乃胃肾阳虚，阴寒四布，法当救阳为务，而攻则非，即胃肠下脱，便是除中，立死，故俱严戒。

厥阴中风，脉微浮者，为欲愈。不浮为未愈。

此辨欲愈、未愈之脉也。厥阴经络在里，虽是中风，脉亦不浮，若见微浮，邪还于表而欲愈，脉不见浮，邪仍在里，故为未愈。

厥阴病，欲解时，从丑至卯上。

丑寅卯时，厥阴经气自旺，故病欲解。

厥阴病，欲饮水者，少少与之愈。

木挟火炽，乘吸胃中津液则渴，故欲饮水，但少与之，应接胃中津液和，而病自愈。若纵饮无度，胃弱不消，停蓄心下，反变下利，呕逆也。

伤寒病厥五日，热亦五日，设六日当复厥，不厥者，自愈。厥终不过五日，以热五日，故知自愈。

此土旺，则厥热平半，而病自愈也。厥阴气旺，抑遏胃肠，郁逆不伸，则厥五日，此以土数推之。胃气必然复而上升，邪气上升即热，故热亦五日。若肝气盛，六日则当复厥，此不厥者，乃木土气和，肝不复乘，胃不重受，邪气外出，所以自愈。然木邪乘土，则厥五日，土旺而无不复之理，故谓厥终不过五日，以热五日，故知自愈。

伤寒，发热四日，厥反三日，复热四日，厥少热多，其病当愈。四日至七日，热不除者，必便脓血。

伤寒厥四日，热反三日，复厥五日，其病为进，寒多热少，阳气退，故为进也。

此偏热多，而便脓血也。伤寒始病发热四日，邪传厥阴，气遏于胃而厥三日，胃阳升而复热四日，三日较四日而热多一日，为厥少热多，乃胃盛木退，而不再来乘土，故病当愈。但热多则余邪伏于厥阴本脏，为热不除，久陷藏血之地，故便脓血也。盖厥阴胜而厥四日，土弱不胜，热反三日，木再乘土，复厥五日，乃胃阳气衰，故为病进。然厥阴邪盛为多，胃阳气衰为少，是以木土互言，为寒多热少，即胃气退而肝邪进，所谓阳气退而为进，非虚寒之谓也。

伤寒，热少厥微，指头寒，默默不欲食，烦躁数日，小便利，色白者，此热除也，欲得食，其病为愈。若厥而呕，胸胁烦满者，其后必便血。

此厥微热微，自解之征也。热少厥微，指头寒，邪正两微之候，胃受木制，则默默不欲食，胃气复而邪正相争，故烦躁数日，而热从小便暗除，故利而色白，乃胃气和而则欲饮食，所以其病为愈。若见厥而呕，胸胁烦满，仍是木邪凌胃，热郁本脏，深连血分，后必便血，盖由藏血故也。

伤寒一二日，至四五日厥者，必发热。前热者，后必厥，厥深者，热亦深，厥微者，热亦微。厥应下之，而反发汗者，必口伤烂赤。

此观外证，即知邪之微甚也。一二日，或四五日，邪传厥阴，凌胃故厥。胃气复而邪归胸膈，则热。所谓厥者，必发热，然始入厥阴，谓前热乘胃，为必厥，乃阴阳胜复，而无亏欠，所谓厥深热亦深，厥微热亦微。而木受邪微，则厥亦微，厥微则热亦微矣。然阳邪抑郁胃气则厥，当以苦寒降热下行，谓厥应下之，非承气攻下之谓也。若以温热发汗，致伤津液，则热邪上升，口伤烂赤，是互喉痹而言也。

伤寒先厥，后发热而利者，必自止。见厥复利，伤寒先厥后发热，下利必自止。而反汗出咽中痛者，其喉为痹，发热无汗而利，必自止。若不止，必便脓血，便脓血者，其喉不痹。

此邪逼胃气不行，为厥利便脓血，上行为咽痛喉痹也。邪逼胃阳下陷，则厥，水谷随气下奔，故厥而兼利，胃气复则上升发热，而利自止。若再厥，必复利矣。然胃气升，则先厥后发热，而下利必自止。但汗出咽中痛，乃风热有余，上攻而为喉痹，此发热则当利自止。因无汗，乃邪虽上升而不外散，故利不止。然不止，则邪仍在下，蒸腐血分便脓血，不上攻而为喉痹矣。盖观此论，不惟伤寒传变，要知四时喉痹，下利便脓血，皆属木邪所致，又互黄芩、白头翁、栀豉、甘桔等汤诸义也。

伤寒，厥而心下悸者，宜先治水，当用茯苓甘草汤，却治其厥。不尔，水渍入胃，必作利也。

此厥而停水，宜先治也。土受木制，不能转输，而水停心下，上逆陵心，故厥而心下又悸，当以茯苓甘草汤，补脾泻水，然后治其厥，否则水渍入胃，必作利而增诸剧矣。

伤寒，四五日腹中痛，若转气下趋少腹者，此欲自利也。

此承上条而言也。厥阴寒邪乘脾，则腹痛，胃虚水湿不分，水火相击而肠鸣，下趋少腹，欲自利也。

病人手足厥冷，脉乍紧者，邪结在胸中，心下满而烦，饥不能食者，病在胸中。当须吐之，宜瓜蒂散。

此风寒两伤脉证也。木邪制胃，故手足厥冷，然紧脉为寒，而乍紧者，即风寒互应之脉，则知寒邪而挟风也。风痰上结于胸，寒邪郁结心下，故心下满而烦。痰凝胸膈，胃气受制，故饥不能食。邪机上向，因其高而越之，故以瓜蒂散涌吐其邪也。

瓜蒂散

瓜蒂熬黄　赤小豆各一分

上二味，各别捣筛为散，已合治之，取一钱匕，以香豉一合，用热汤七合，煮作稀糜，去滓，取汁和散，温顿服之。不吐者，少少加，得快吐乃止。诸亡血虚家不可与瓜蒂散。

伤寒，脉滑而厥者，里有热也，白虎汤主之。

此热厥主脉主方也。木邪乘胃则厥，而脉滑为阳，风化为热，为里有热，斯非寒厥之比，故以白虎汤清金平木，而凉风热，乃救胃家之津液也。

伤寒，六七日，大下后，寸脉沉而迟，手足厥冷，下部脉不至，咽喉不利，唾脓血，泄利不止者，为难治。麻黄升麻汤主之。

误下邪陷厥阴也。六七日而大下后，寒邪陷入厥阴，胃虚气滞，故寸脉沉而迟。邪郁胃气不升，则手足厥冷。然厥则下焦气闭不行，故脉不至，斯非虚寒脉绝之比，即东垣谓下部无脉，木郁是也。邪冲于上，则咽喉不利，痹着喉间营血，故唾脓血，乃发喉痹之谓也。邪逼胃中水谷下奔，则泄利不止，此乃风寒两挟，上下俱病，故为难治。所以汤中白术、茯苓导湿安中止利，葳蕤、天冬、黄芩、石膏、知母养胃润肺清金，而制风化之热，当归养血和肝，兼疏风邪外出，干姜辛热，以散入里之寒，升麻乃提胃气上行，又助麻桂各半汤，升散在里风寒，令其汗出而愈。注家谓咽喉不利，唾脓血，乃成肺痿。盖《金匮》谓肺痿，其人咳，口中反有浊唾涎沫者是。此但咽喉不利，吐脓血，岂成肺痿之理耶？有不明风寒两伤，而谓错杂之邪，尤属不经。或疑肺痈、喉痹，庶乎近理。

麻黄升麻汤

麻黄二两半　升麻　当归各一两一分　知母　黄芩　葳蕤各十八铢　石膏碎，绵裹　白术　干姜　茯苓　甘草各六铢

上十一味，以水一斗，先煮麻黄一二沸，去上沫，内诸药，煮取三升，去滓，分温三服，相去如炊三斗米顷，令尽汗出愈。

伤寒，本自寒下，医复吐下之，寒格更逆吐下。若食入口即吐，干姜黄连黄芩人参汤主之。

此胃素虚寒，治逆之变也。本自寒下，谓人平素有胃寒下利之

病，适值外寒传里，医不知此，反以苦寒，复行吐下，寒气拒格，吐下转增，故饮食入口即吐。然风寒两伤，所以干姜温胃，而散里寒，人参以救吐下之逆，黄芩、黄连乃清风化之热也。

干姜黄连黄芩人参汤

干姜　黄连　黄芩　人参各三两

上四味，以水六升，煮取二升，去滓，分温再服。

伤寒脉迟，六七日而反与黄芩汤，彻其热，脉迟为寒。今与黄芩汤，复除其热，腹中应冷，当不能食，今反能食，此名除中，必死。

此胃肾阳虚，误治而变除中也。迟脉为寒，乃因元阳虚极，而厥阴寒逆，脾胃肾气皆寒，急当温中散寒，尚犹不及，而反与黄芩汤，复彻其热，不惟无热可除，而反劫元阳败脱，胃中虚冷转增。但胃冷不当能食，而反能食者，乃胃阳发露，反显有余能食，即灯尽复明之兆，胃阳必然除败不存，故为除中必死。夫黄芩汤，原治厥阴消渴，气上撞心，心中疼热主方，俗医不明，脉迟胃寒而误投，故变除中。今竟一概不用，束手待毙，悲哉！

伤寒，始发热六日，厥反九日而利，凡厥利者，当不能食，今反能食者，恐为除中，食以索饼[①]，不发热者，知胃气尚在，必愈。恐暴热来出，而复去也，后三日脉之，其热续在者，期至旦日夜半愈。所以然者，本发热六日，厥反九日，复发热三日，并前六日，亦为九日，与厥相应，故期至旦日夜半愈。后三日脉之而脉数，其热不罢者，此为热气有余，必发痈脓也。

此能食为有胃气，非除中之辨也。邪在三阳，而及传厥阴，

① 索饼：以面粉做成的条状食物。

谓始发热六日，及至临上则厥，有九日而利者，因土虚，五日生数不能复，须俟成数，十日而复，故厥九日也。但厥利者，胃虚受克，不当能食，今反能食，恐胃阳发露，而为除中死证。故辨食以索饼，而不发热，即知胃阳尚能消谷，不为胃阳发露，暴热来出复去，除中之候，谓病必愈。后三日脉之必数，则是胃热续在，故期旦日夜半愈，所谓厥愈也。所以然者，见始本发热六日，而厥九日，复热三日，共热九日，厥热相应，阴阳平半，故期之愈。若后三日脉之而数，其厥虽愈，乃热不罢，本经风热有余，势必循经上冲于喉，而发喉痹，谓发痈脓也。

下利，寸脉反浮数，尺中自涩者，必圊脓血。

此下皆互厥而下利也。寸脉浮数，似乎风邪还出阳分，但尺脉自涩，余热尚留下焦，蒸腐营血，必圊脓血，此与发热而利必自止，若不止，必便脓血互明也。

下利，脉沉弦者，下重也，脉大者，为未止，脉微弱数者，为欲自止，虽发热不死。

此辨欲愈未愈之脉也。脉沉弦者，厥阴邪盛，逼迫胃阳之气，有降无升，所以下重，但沉弦之中，当辨大为邪盛而利未止，微弱数者，邪正两虚，其证属阳，欲自止矣。然下利，乃胃气内陷，不当发热，恐其阴阳上下两脱之候。此见微弱数脉而发热，知是微邪还表，欲解之征，故虽发热而不死也。

下利，有微热而渴，脉弱者，令自愈。

下利，脉数而渴者，令自愈。设不差，必圊脓血，以有热故也。

下利，脉数有微热，汗出令自愈。设脉紧，为未解。

此亦辨欲愈脉也。下利微热而渴，其证属阳，邪微将欲还表，所以脉弱，乃邪已衰微，正气将复，则不药而令自愈矣。

下利，脉数而渴，亦属阳证，然非不药而令自愈，此因脉数而渴，乃风热有余，则当清热解散，不可治利，为令自愈。设不差，热邪下陷血分，必圊脓血，谓有热故也。下利，脉数微热，更见汗出，乃邪已出表，利欲自愈。若脉紧，则寒邪仍在，未解可知。

以上六条，乃指厥而下利，便脓血，或见实大浮数，微弱沉涩，弦紧洪长诸脉，当分虚实寒热，即知欲愈，真为察病之微旨①也。

下利，脉反弦，发热，身汗者，愈。

此厥阴风邪乘胃而利也。弦为厥阴风脉，木盛乘胃，逼迫水谷下奔则利，而见发热身汗，乃邪从表出，故愈。

热利下重者，白头翁汤主之。

此下四条，乃出热厥下利，便脓血诸方也。热厥之利，乃风邪传于厥阴，以挟心相之火，逼迫胃中水谷津液下奔，则厥而下利，气郁大肠，不能上升，故下重也。所以白头翁清散热邪，秦皮驱逐肝风，而清客热，黄连以退肠胃木挟之火，黄柏滋坚肾水，而制龙雷，合而成方，清彻木火之源，则热利止，而后重自除矣。

白头翁汤

白头翁　黄连　黄柏　秦皮各三两

上四味，以水七升，煮取三升，去滓，温服一升，不愈，更服一升。

下利，欲饮水者，以有热故也，白头翁汤主之。

下利而兼欲饮水，乃木火炽盛，消烁胃中津液，故为有热。

---

① 微旨：精深微妙的意旨。

当用白头翁汤清解厥阴邪热，以救胃中津液也。

下利谵语者，以有燥屎也，宜小承气汤。

厥阴热乘入胃，逼迫水谷下奔则利，燥屎搏结，邪逆冲心，故发谵语。然利而谵语，乃利者自利，结者自结也。第下利者，肠胃必虚，所以不敢峻攻，仅宜小承气，微和肠胃之实，轻圆活泼，如此之妙，斯即厥阴邪转阳明，可为厥阴阳明，故当随其阳明实处而攻。若无谵语，讵敢下乎？即此谓之厥阴下证，盖非另有下证矣。业医者，必当究明厥阴下证之旨，方能治厥阴证也。

下利后更烦，按之心下濡者，为虚烦也，宜栀子豉汤。

胃气复而利止之后，木邪上冲心肺，所以更烦。按之心下濡者，乃无痰饮相挟，故为虚烦。邪逆于胸，即当随其所得而攻之，故用栀豉汤，涌吐散邪也。

伤寒，脉微而厥，至七八日，肤冷，其人躁无暂安时者，此为脏厥，非蛔厥也。蛔厥者，其人当自吐蛔，今病者，静而复时烦者，此为脏寒，蛔上入其膈，故烦，须臾复止，得食而呕，又烦者，蛔闻食臭出，其人当自吐蛔。蛔厥者，乌梅圆主之。

此辨脏厥与蛔厥也。脏厥者，乃指肾脏虚寒受邪之厥，故谓脉微而厥，乃心肾阳虚，阴邪传里，真阳欲灭，故肤冷，躁无暂安之时，而为脏厥，当用四逆汤，及灸关元等法，厥不回者，阳绝而死矣。若蛔厥者，乃厥阴寒邪，乘郁于胃，胃气虚微，邪气扰动，蛔虫不安，则静而复时烦，为厥阴之脏，受寒扰胃，蛔上入膈，故当吐蛔。但胃阳虚而无关肾阳，基址未坏，不为死候，故用乌梅圆，酸苦辛温，寒热补泻皆备而主之，所以又主久利，即互便脓血之方也。

乌梅圆

乌梅三百个　干姜十两　黄连一两　桂枝　细辛　人参　黄柏　附子炮，各六两　蜀椒去子　当归各四两

上十味，异捣筛，合治之，以苦酒渍乌梅一宿，去核蒸之，五升米下，饭热捣成泥，和药，令相得，内臼中，与蜜，杵二千下，圆如梧桐子大，先食，欲服十丸，日三服，稍加至二十圆，禁生冷、滑物、臭食①等。

伤寒五六日，不结胸，腹濡脉虚，复厥者，不可下。此为亡血，下之死。

此血虚之厥也。腹濡脉虚，而不结胸，上下表里，是无实证，但脉虚，乃因平素胃气不充，肝脏血虚受邪，复乘胃间而厥，矧②血虚，则肠胃津液，素为不足，而纵有邪转阳明，大便结硬，是不可下。下则肝胃气血两脱，故下之死。

手足厥寒，脉细欲绝者，当归四逆汤主之。若其人内有久寒者，宜当归四逆加吴茱萸生姜汤主之。

此肝血虚而受邪之治也。手足厥寒，脉细欲绝，乃厥阴阳明气血皆不足也。但厥阴属肝而藏血，邪入当以血为主治，故用桂枝汤，去生姜散气，以和营卫，充济肝虚，而驱风寒外出，加入当归，养血和肝，使血足风灭，细辛、通草，疏通心肾之气，即为泻肝乘胃之邪，而厥自退。若内有久寒，即寒疝癥瘕之类，仅宜加生姜散寒，吴茱萸温肝，安伏旧邪，不挟新邪上逆为善。此当与上条，互参究明耳。

---

① 臭（xiù 秀）食：腐烂，发出恶臭味的食物。

② 矧（shěn 沈）：况且。

当归四逆汤

当归　桂枝　芍药各三两　细辛　甘草炙　通草各二两　大枣二十五枚

上七味，以水八升，煮取三升，去滓，温服一升，日三服。

当归四逆加吴茱萸生姜汤

当归　芍药　桂枝　甘草炙，各三两　通草　细辛各二两　生姜半斤　大枣二十五枚　吴茱萸二升

上九味，以水六升，清酒六升和，煮取五升，去滓，温分五服。一方，水酒各四升。

病者手足厥冷，言我不结胸，小腹满，按之痛者，此冷结在膀胱关元也。

此阳虚而厥也。肝肾阳气衰微，外寒侵入，气滞不行，故手足厥冷，第无吐利，所以病在厥阴。上焦无病，故言我不结胸，而寒入厥阴，乙癸同源，所以冷邪侵结，膀胱之血，在于关元之所，故小腹满，而按之痛。窃拟急用灸法，使膀胱气温，而阳回邪退，血自散矣。

大汗出，热不去，内拘急，四肢疼，又下利厥逆而恶寒者，四逆汤主之。

此阳脱发厥也。木邪入胃，卫阳不固，则大汗出，而热不去。厥阴寒邪，反挟肾阴，上逆下迫，故内拘急四肢疼，而下利厥逆。然热厥乃不恶寒，而恶寒之厥，因肾中真阳气虚欲脱，急当回阳，故宜四逆汤主之。

大汗，若大下利，而厥冷者，四逆汤主之。

此亦肝肾阳虚也。厥阴受寒，乘挟肾阴，逼胃则厥冷下利，然大汗，则卫护之阳亦将欲脱，故当四逆汤，急回阳于无何有

之乡①，希图万一也。

伤寒，脉促，手足厥逆者，可灸之。

促脉为热，而见手足厥逆，乃厥阴寒邪，乘溢肾间，助其阴寒愈甚，拒格肾阳上逆外越，而脉跼蹐，狂走将脱之征，故宜火灸，通阳入阴散寒，则欲脱之阳，庶得攸宁矣。

下利，脉沉而迟，其人面少赤，身有微热，下利清谷者，必郁郁汗出而解，病人必微厥。所以然者，其面戴阳，下虚故也。

此厥阴戴阳证也。少阴病，下利清谷，脉微而厥，是属肝寒乘胃。此厥阴证，亦见脉沉而迟，下利清谷，乃肝受寒邪，乘溢肾间，肾寒有助，逼迫胃肾之阳，上越欲脱，故面少赤而身热。外挟表邪，则致郁冒，然冒家须得汗出，则表邪得解，又当辨其人必有微厥，则为戴阳，因肾间阳虚所致，则为下虚故也。

下利清谷，里寒外热，汗出而厥者，通脉四逆汤主之。

此互上条出方也。里寒外热，乃肾阴盛极，逼迫胃肾之阳，顷欲上出下脱，所以下利清谷，汗出而厥，故用附子固护肾阳，葱、姜散寒通脉，而使阳返其宅，庶有得生，故为通脉四逆汤。然上条无汗而有面赤，亦宜此方主治。

下利清谷，不可攻表，汗出必胀满。

下利清谷，乃真阳气虚，纵有表证，不可发汗，汗则愈伤其阳，则阴邪上逆，而作痞塞胀满，倘阳从汗散，何法救耶?

下利，腹胀满，身体疼痛者，先温其里，乃攻其表。温里

---

① 无何有之乡：原指什么都没有的地方，此指虚幻的境界。《庄子·逍遥游》："今子有大树，患其无用，何不树之于无何有之乡，广莫之野？"

宜四逆汤，攻表宜桂枝汤。

肝受寒邪溢肾，上乘于脾胃，故下利，而腹胀满。若表有邪，身体疼痛，置之弗论。务宜四逆汤，先温其里，以救根蒂之阳，俟阳回利止，而身疼表证不解，则用桂枝汤而退邪，乃互风而言也。

发热而厥，七日下利者，为难治。

此风寒两伤，邪入厥阴也。热收于内则厥，邪散于外则热，此发热而厥，乃热自为热，厥自为厥，风寒血气，两不相和矣。七日又加下利，此恐阳将上脱，阴将下脱，故为难治。

门人李蕙问曰：少阴篇中，虚寒亡阳之证最多，然少阴乃属真阴寒水，而真阳寄于肾中，寒邪传于阳虚之体，以阴从阴，助阴愈盛，逼迫真阳上逆外越欲脱，故寒厥吐利，无所不至。此厥阴风木，其气属温，盛而化火，本无真阴在内，亦见虚寒之证，其义何也？求师开蕙茅塞。答曰：厥阴而见虚寒证者，乃因肾阳素亏，又值厥阴受寒，子溢于母，助母阴盛，逼迫胃肾之阳欲脱，故厥阴亦显阳虚阴盛，种种危候，不可径作厥阴亡阳之治，而遗少阴之本，所以用四逆汤者，乃救肾中真阳，非因厥阴虚寒而设，此乃至玄至妙之旨，应汇少阴篇中，但兼厥利呕逆，厥阴之本证，故编于此，当与厥少二篇参看，而大义则彰。

呕家有痈脓，不可治呕，脓尽则愈。

此邪上冲为喉痹而呕也。呕家而有痈脓者，乃厥阴风邪上逆，结为喉痹喉痈，溃化脓血，以致呕吐，是非木邪凌胃，挟痰上逆之呕，故谓不可治呕，当以辛凉开提脓血，俾脓尽则呕自止矣。

干呕，吐涎沫者，吴茱萸汤主之。

此厥阴寒乘肺胃也。邪乘肺胃，胃气不伸，所以干呕而吐涎沫，是非阳虚肾寒上逆之呕，故用人参、大枣、生姜，养胃温中散寒，而止呕逆，吴茱萸能降厥阴之气，并散寒邪。今之时流，概以吴茱萸治呕，不知治寒耶、热耶？

呕而胸满者，吴茱萸汤主之。

此厥阴寒乘肺胃致呕也。肺胃胸膈气虚，肝木受邪，上逆乘肺则呕，气逆上而不下，则胸满，故以人参专养肺胃，而充胸膈之气，姜、枣宣通营卫，茱萸苦热，善降厥阴寒浊之邪也。

干呕，吐涎沫，头痛者，吴茱萸汤主之。

此同上条，而头痛则异也。干呕者，无物而呕也，肝邪以挟少阴肾水，入肺为呕，故干呕而吐涎沫，此肝受风寒，相随督脉，上逆高巅，以故头痛，但较前邪逆胸满稍异，此亦用茱萸汤治之，乃木邪上乘则一，而制肝降浊是同。盖仲景因厥阴风寒，以挟浊阴上逆，所以用之，今人不察肺胃之分，非涉木邪所致，一概妄投，反增病剧，是何义欤？

茱萸汤

吴茱萸一升　人参三两　生姜六两　大枣十二枚

上四味，以水五升，煮取三升，温服七合，日三服。

呕而发热者，小柴胡汤主之。

此当表里一一辨也。厥阴证后，呕而发热者，乃脏邪移胆，当用小柴胡，以提表里之邪，俾从少阳而散。若未见厥利诸证，但见发热而呕，乃邪传少阳本证，又非脏邪移腑之比，虽然如此辨证，亦不出小柴胡主治也。

呕而脉弱，小便复利，身有微热，见厥者难治。四逆汤主之。

此脾胃肾阳，阳虚之呕也。厥阴寒邪，入胃则呕。但脉弱，乃阳虚已露一班，若邪热呕逆，则当小便不利，今反利而脉弱，乃是胃肾阳虚，阴寒上逆，以致呕厥也。少阳表风未解，故身有微热，但属阳虚，而用四逆补母驱寒，则不治呕而呕自止。此乃风寒并见阳虚里寒，厥则胃阳欲脱阳虚里寒。

关格

脉浮而大，浮为虚，大为实，在尺为关，在寸为格，关则不得小便，格则吐逆。

浮主营虚，大则气实。营衰气盛，故脉浮而大也。然营虚卫实之脉，在于尺，则阴虚火盛于下，虚阴不与阳和，故为关，关则不得小便也。若在寸，则为营虚不与卫和，即气盛于上，然气有余便是火，火炎上升，以致食不得入，故曰格则吐逆矣。

趺阳脉伏而涩，伏则吐逆，水谷不化，涩则食不得入，名曰关格。

前以寸尺，辨卫盛营虚，此以趺阳，而辨营衰卫弱，亦致关格也。然关格一症，全在胃气有无。若夫营卫之气运行，则不关不格。营卫虚而不行上下，阴阳揆隔，不得其常，而上不能食，下不能出，则成关格。所以诊趺阳脉伏，乃卫气衰伏不行，胸中大气不转，水谷入而不化，以致吐逆为格，涩则营虚卫滞，营闭于下，卫不转运，食不得入，所以为关。此因营卫俱衰所致关格，前云营卫两邪皆盛而致关格也。然《素问》但言其盛，仲景反覆推明，脉衰亦病关格，补《灵》《素》之不足，真为万世之师矣。

论曰：人迎一盛，病在少阳；二盛，病在太阳；三盛，病在阳明；四盛以上，为格阳。寸口一盛，病在厥阴；二盛，病在少阴；三盛，病在太阴；四盛以上，为关阴。人迎与寸口，俱盛四倍以上，为关格。关格之脉，羸不能极于天地之精气，则死矣。又谓阴气太盛，则阳气不能荣也，故曰关。阳气太盛，则阴气不能荣也，故曰格。阴阳俱盛，不得相荣，故曰关格。夫阴阳者，天地生化之气也。经云地气不足，天气随之，天气不足，地气从之。要知天地阴阳之气，互相为用也。故在人为阴阳气血，在天地间，即六淫之气也，故地气上为云，天气降为雨，一升一降，无不周流。人气亦然，阴阳和平，身体安和，关格何由而致？若天之气盛，地之气虚，而不能升，地之气盛，天之气虚，而不能降，人在气交之中，则随天地之气而病矣。故人之七情，自伤其内，遂使阴阳气血偏胜，津液皆耗，关格由此而始。故曰阴气太盛，则阳气虚，而不能相荣于阴，即天气不降于地，阴中无阳以偶，即为死阴。阴气不转，孤立于下，阴主静而潜，所以为关也。若阳气太盛，则阴气虚，而不能相荣于阳，即地气不升于天，阳中无阴以配，孤阳独盛于上，阳主动而浮，升腾于上，故为格也。若阴阳俱盛，则阳自为盛，阴自为盛，阴阳揆隔，升降不循，阴阳不得相荣，故不得入，而不得出，谓之关格。经谓：人迎与寸口俱盛四倍已上为关格。此言诸病阴阳偏极之脉，则见病之偏极矣。

再按：关格起于《灵》《素》，但言其脉，未明其症，而仲景《伤寒论》，脉证并出，后贤无不尊从。但张景岳《类经》，独言其非也。予窃思之，仲景、景岳各有所见，而仲景言症者，因关格之脉，推广出之，欲使后人触类旁通之意也，《灵》《素》示之于脉，虽然言其阴阳营卫，偏盛偏虚，令人见病之偏剧，即阴阳否泰，关格之病而彰著，所以当与合参，则得关格之脉与病矣。

伤寒六七日，不利，便发热而利，其人汗出不止者死，有阴无阳故也。

此下七条，皆厥阴死证也。阳气外越则发热，阴气下脱则下利，阴阳相离，故发热而利，加之汗出不止，肤廓内外之阳尽散，岂可得生之理？但有厥阴伐胃之气，胃无生长之阳，为有阴无阳故也。

伤寒六七日，脉微手足厥冷，烦躁，灸厥阴。厥不还者，死。

脉微厥冷，乃内[①]阳衰微，肝受寒邪，乘入肾间，阴寒得助而愈盛，上逼真阳，欲脱不宁，故作烦躁。当灸厥阴之穴，助阳驱阴，若厥不还，阳气已尽，故死。

伤寒发热，下利厥逆，躁不得卧者，死。

阳气外越则发热，阳不摄阴，阴脱则下利而厥，躁则阴阳顷脱，而不得[②]卧，故死。

伤寒发热，下利[③]至甚，厥[④]不止者，死。

此风寒两伤[⑤]也。风则发热，寒则下利，寒邪深重，内陷于胃，不还于表，故厥不止，而下利至甚，乃元阳下脱，故死。

下利，手足厥冷，无脉者，灸之不温，若脉不还，反微喘者，死。

下利厥冷无脉，寒盛闭塞经隧，阳将欲尽，而以火灸，希图接续几微之阳，以使脉复，若手足不温，而脉不还，反加微喘，乃微阳已从上脱，故死。

下利后脉绝，手足厥冷，晬时脉还，手足温者生，脉不还

---

① 内：原脱，据大东本补。
② 不得：原作“五不行”，据大东本改。
③ 利：原脱，据大东本补。
④ 厥：原作“殿”，据大东本改。
⑤ 伤：原脱，据大东本补。

者，死。

利止后，脉绝厥冷，已成纯阴无阳之证，但无烦躁，汗出，倘或根蒂之阳未尽，故俟晬时，即周时一阳来复，或几微之阳自续，即脉还，手足转温，则生，若脉不还，手足不温，阳绝，则死。

伤寒，下利，日十余行，脉反实者，死。

下利，日十余行，里气虚而下陷，脉当微细，反见脉实，乃邪盛正脱，故死。

差后劳复

大病差后，劳复者，枳实栀子豉汤主之，若有宿食者，加大黄，如博棋子大五六枚。

此邪隐太阳胸膈也。劳复，即病愈之后，起居作劳，扰动三阳经络，余邪内伏而发，亦如伤寒初感头痛发热，然非外来之邪，乃蓄积余邪，隐伏经络，因劳而发，故用清浆水空煮，后投栀、豉，乃取纯熟，不欲涌吐，即欲微汗散邪，枳实以下胃中浊气，如有宿食，当加大黄微利，上下两解之法也。

枳实栀子豉汤

枳实炙，三枚　栀子十四枚　豉一升

上三味，以清浆水七升，空煮，取四升，内枳实、栀子，煮取二升，下豉，更煮五六沸，去滓，分温再服，覆令微似汗。

伤寒差已后，更发热者，小柴胡汤主之，脉浮者，以汗解之，脉沉实者，以下解之。

此辨少阳阳明劳复也。上条余邪隐伏太阳胸膈之间，故用栀、豉发汗。此发热者，邪伏少阳，又当脉别。若浮者，邪机外向，故以小柴胡汤，微汗而解。脉沉者，乃少阳而兼阳明，余邪在里，故用下解，即大柴胡之类也。盖差后劳复，有三阳三阴，隐伏而发，此二条不过提太阳少阳脉证而发者，欲人比类而验证也。

大病差后，从腰已下有水气者，牡蛎泽泻散主之。

此余邪壅肾致水也。但真阳虚而不能摄水，脾肾虚寒，风寒袭肾，而成水肿者，乃为阴水，当以补阳温散，如《金匮》麻黄附子汤之类。此因大病差后，余邪未清，肾虚气滞，胃邪挟湿，下流于肾，壅闭胃关，水气泛滥，则腰以下肿，是为阳水，故以泽泻散之，牡蛎咸寒收阴，壮水之正，以泽泻、商陆峻逐浮水下行，海藻、葶苈宣通气血二分之壅，瓜蒌根、蜀漆，以清湿壅气分痰热之标，是非真阳衰惫，所以用此峻逐耳。

牡蛎泽泻散

牡蛎熬　泽泻　蜀漆洗去腥　商陆根熬　葶苈　瓜蒌根　海藻洗去咸，各等分

上七味，异捣，下筛为散，更入臼中治之，白饮和服方寸匕，小便利，止后服。

大病差后，喜唾，久不了了者，胃上有寒，当以圆药温之，宜理中圆。

此寒伤营，余邪在胃也。差后喜唾，因汗下而伤胃中之阳，微寒留滞上脘，甚者，即为胃反，微者，津液凝成，则为喜唾，故不了了。所以参、术、甘草，益胃和中，干姜以温胸膈胃脘之气，驱散余邪，斯因中州阳气不理，故名理中耳。

理中圆

人参　甘草炙　白术　干姜各三两

上四味，捣筛为末，蜜和丸，如鸡子黄大，以沸汤数合，和一丸，研碎，温服之，日三夜二服，腹中未热，益至三四丸，

然不及汤，汤法以四物依两数切，用水八升，煮取三升，去滓，温服一升，日三服。若脐上筑者，肾气动也，去术，加桂四两；吐多者，去术，加生姜三两；下多者，还用术；悸者，加茯苓二两；渴欲饮水者，加术一两半；腹中痛者，加人参一两半；寒者，加干姜一两半；腹满者，去术加附子一枚；服汤后如食顷，饮热粥一升许，微自汗，勿发揭衣被。

伤寒解后，虚羸少气，气逆欲吐者，竹叶石膏汤主之。

此风伤卫，余邪积胃也。风热留积胸胃之间，故病虽解，而身体则虚羸少气，胃热上逆，则气逆欲吐，故用竹叶、石膏能清胆胃之热，半夏涤饮下逆，而和中气，人参、麦冬、甘草、粳米养胃生津，而清肺金之气，即白虎汤之变方也。

竹叶石膏汤

竹叶二把　石膏　半夏各一斤　人参三两　甘草炙，二两　粳米半升　麦冬一升

上七味，以水一斗，煮取六升，去滓，内粳米，煮米熟汤成，去米，温服一升，日三服。

病人脉已解，而日暮微烦，以病新差，人强与谷，脾胃气尚弱，不能消谷，故令微烦，损谷则愈。

此病后邪去，正气未复也。病脉俱解，津液气血，较之平人，不过衰弱而已。但病新差，脾胃气弱，因卫气日行于阳，夜行于阴，日暮阳衰不运，而强与谷食，脾不能消，气郁不舒，故令微烦，则当减损谷食，令其易消，不与气阻，谓损谷则愈。

阴阳易病

伤寒阴阳易之为病，其人身体重，少气，少腹里急，或引阴中拘挛，热上冲胸，头重不能举，眼中生花，膝胫拘急者，

烧裈[1]散主之。

伤寒解后，余邪未清，隐伏精髓之中，内郁为热。差后与不病之体交媾，男病传不病之女，女病传不病之男，为阴阳易，如交易之义也。然交媾遗泄，热邪必从阴户受之，邪气阻抑足之三阴，气血不行，故身重少气。邪犯肝肾，则少腹里急，而引阴中拘挛。若挟相火上攻阳分，则头重不能举，眼中生花。下流足之三阴经络，则膝胫拘急。此因阴窍受邪，非似伤寒之邪，而从上受，故非汗吐下能除，又非姜、桂、附子辛热所能驱病。然邪从阴窍而入于阴分，气血为病，故用烧裈散，原系阴浊之物，同气相求，引邪使从阴窍而出为顺，所谓小便得利，阴头微肿，即邪从阴窍出矣。

烧裈散

上取妇人中裈，近阴处，剪烧灰，以水和服方寸匕，日三服，小便即利，阴头微肿则愈。妇人病，取男子裈裆烧灰。

---

① 裈：裤子古称，指裤裆。

校注后记

一、作者生平考

《伤寒六经辨证治法》，著者沈明宗，字目南，号秋湄，槜李（今浙江嘉兴）人。《嘉兴府志·人物志》《中国历代人名辞典》《中国人名大词典》《中国人名大辞典》等均无记载。《中医大辞典》之“沈明宗（17 世纪）”，似过简略。据吴人驹序和作者自序，沈氏少攻举子业，旋即潜心禅宗，旁通医典。少失偶，不复娶，客游燕都（今北京），后至邗江（今江苏扬州），因缘缔合，遂止焉。邗之抱疴求拯者，户外日盈踵，闲暇时与弟子考论医道，凡二十余年。后康熙癸酉（1693 年，清康熙三十二年）书成付梓。按古人 20 岁弱冠成婚估算，失偶后客游北京，辗转扬州，在扬州行医 20 余载，1693 年书成时沈氏年龄在 50 岁左右，这样沈氏当生活于清顺治、康熙年间，最晚至雍正年间（约 80 岁）。另，曹炳章认为沈氏为清初名医石楷之高足（见《中国医学大成》之《伤寒六经辨证治法》之《伤寒六经辨证治法提要》），石楷，字临初，槜李人，曾校梓《温疫论》《伤寒五法》，校订《证治百问》，可参。

二、版本源流

根据《中国中医古籍总目》记载，本书版本主要有清康熙三十二年（1693）世德堂刻本（简称世德堂本）、清嘉庆十四年己巳（1809）刻本、清步月楼刻本（1693）、清刻本（1693）、《医征》本（清康熙年间）、《中国医学大成》本（1937）等。经考察，比较版本特征，发现世德堂本、步月楼刻本、清刻本为同一版本，步月楼刻本为封面装订错误、著录时未作甄别所致。嘉庆十四年刻本与世德堂本在版式上基本一致，但字体、板框有差别，世德堂本字体模糊不清处均已做补正，但补正处多错讹，故认定该书与世德堂本书以同一个版本系统。1937 年大东书局出版该书由曹炳章圈校的校正重排本（简称大东本），收入《中国医学大成》，所据底本不详。经比较，世德堂本和嘉庆新刻本的内容明显错讹处大东本内容多义胜。《中国医学大成》系曹炳章氏圈校本。

《医征》为沈明宗医书合集，目前未见到该书的全本。据孙殿起《贩书偶记》："《医征》三十八卷，檇李沈明宗撰，康熙间以宁堂刊。《金匮要略编注》二十四卷，《温热病论》二卷，《伤寒六经纂注》八卷，《虚劳内伤》二卷，《女科附翼》一卷，《客窗偶谈》一卷。"（孙殿起．贩书偶记．北京：中华书局，1959：231.）《伤寒六经纂注》即《伤寒六经辨证治法》，说明《医征》为沈氏医书合集。《医征》与《医征》各组成部分的内容、序文之间误订现象较多，这也导致了现有资料对《医征》和沈氏其他著作的版本著录不准确。

综上，本书虽有世德堂本、步月楼刻本、以宁堂本等不同称谓，但实际上仅有世德堂本一个版本。清嘉庆十四年（1809）重刻本据世德堂本重刻，但错讹较多。1937 年上海大东书局出版的曹炳章圈校重排本对世德堂本、嘉庆重刊本之错讹多有订正。故本次整理以清康熙三十二年（1693）世德堂刻本为底本，以大东书局本为主校本。

三、学术成就

从学术观点看，沈氏是书属伤寒学派中的"错简重订派"。太阳主表而统营卫，风寒中人，则太阳首当其冲，营卫随之发生变化。前贤根据同气相求的理论，于太阳一证提出了风伤卫、寒伤营、风寒俱中伤营卫的理论。晋代王叔和，唐代孙思邈、王焘，金代成无己均有相关论述，明末方有执《伤寒论条辨》首倡，清代喻昌《尚论篇》、沈明宗为突出代表，张璐、吴仪洛、程应旄（郊倩）、周扬俊、黄元御等大加附合。虽有医家对三纲鼎立之说持反对意见，如柯琴、尤怡、陈修园、张志聪、陈伯坛等，不可否认的是，"三纲鼎立"之说丰富了《伤寒论》研究的内容，启迪了学者的思维，促进了《伤寒论》研究的发展，如重排条文，至今亦仍不失为探寻《伤寒论》辨证论治规律的方法之一，无需求全责备。

沈氏是书编次，承方、喻衣钵，又有所发明，成为伤寒"错简重订派"的代表作之一。概括而言，沈氏是书的学术成就可归纳为以下四点：

第一，编次以三纲析六经。沈氏在本书的编次上六经篇目并合过经诸名，仍步嘉言之旧。又有所发明，在编次上，不限于太阳篇，少阳篇亦按三纲说重编，其他诸篇多以三纲说进行注解分析，较之方喻，又进一步。

第二，认为长沙风伤卫括风热之旨，若以六经风伤卫篇，推治三时感冒、表里虚实之病，靡不神效。沈氏指出寒乃六淫之一，气旺于冬，人感之者，必入太阳司命之经，即发头疼身热，恶寒脊强腰痛，随其经络而显本寒标热，或直中阴经，皆名伤寒。然春病为风温，夏为暑热，秋为凉燥，而冬月严寒，谓之伤寒。而篇中犹有风伤卫、寒伤营、风寒两伤营卫之辨。因风为百病之长，善行而数变，在四时则随四时，在八方则随八方，所以仲景辨别营卫风寒、表里阴阳、虚实标本，而立汗吐下和温之法，精备之极。

第三，强调临证需脉症合参，据正气虚实而用药。如太阳病，脉浮头项强痛而恶寒，是属太阳脉证；若浮缓汗出恶风，乃风伤卫气而为中风；浮紧而无汗恶寒，乃寒伤营血而为伤寒；若浮紧无汗而见烦躁，乃风寒两伤寒多风少之证，或伤寒脉浮缓，即风多寒少之证也；或见本证而无本脉，不可直施麻、桂、青龙等汤，当察气血阴阳虚实之偏，或夹旧疾致病，当固元气为主。

就桂枝汤后“饮热稀粥一升，以助药力，温覆取微似汗”一句，沈氏认为“千有余年，从来不讲，今特明之，业医者不可弃而不用”。分析指出桂枝汤原为风伤卫气，邪在肌肤，仅取微微似汗而设。但桂枝气味俱薄，服过片时，其力即尽，尝有不及之弊，故病不除，所以仲景巧思营卫同源，出于中焦，非和胃气则药力不行，非药力则风邪不去，故以桂枝汤专和营卫，助以热稀粥，补胃气而益气血之源，使胃气长而营卫充，营卫充则药力行，邪气才能得解，此神妙至精之法。非惟冬月，即春夏秋三时感冒，用败毒、香苏、羌防等汤，亦可仿此，则一剂全瘳矣。盖三时感冒，皆是风邪为病，正欲胃气充盛，则风邪散而不传于内。

第四，提出“太阳一经，非惟冬月，而四时皆有，但分风寒火热燥湿之异”。认为若在春月，头项强痛，恶风脉缓或弦为风；夏月脉浮而洪为火；季夏脉沉而细为湿，秋月脉浮细紧为燥。若以篇中六经风伤卫证推治，春夏感风温热诸病，易如反掌。但邪入腠理，太阳为先，而当令之经，应接显病，不可不识。并批评“今庸流不别风寒暑湿燥火，脉之浮沉紧缓，时之春夏秋冬，一见头疼身热，遂作太阳伤寒发汗，混同施治，诛伐无过，元气顿削，病剧至死”。

沈氏的上述观点，拓展了伤寒临证运用的范围。沈氏是书虽系“错简重订派”之代表作，然校注、研究者寥寥，其影响远不及方、喻，及张璐、吴仪洛、程应旄（郊倩）、周扬俊、黄元御诸家，但就学术价值而言，与方、喻辈并不逊色。

总书目

医经

基础理论

伤寒金匮

伤寒论特解
伤寒论集注（徐赤）
伤寒论集注（熊寿试）
伤寒微旨论
伤寒溯源集
伤寒启蒙集稿
伤寒尚论辨似
伤寒兼证析义
张卿子伤寒论
金匮要略正义
金匮要略直解
高注金匮要略
伤寒论大方图解
伤寒论辨证广注
伤寒活人指掌图
张仲景金匮要略
伤寒六书纂要辨疑
伤寒六经辨证治法
伤寒类书活人总括
订正仲景伤寒论释义
张仲景伤寒原文点精
伤寒活人指掌补注辨疑

诊　　法

脉微
玉函经
外诊法
舌鉴辨正
医学辑要
脉义简摩
脉诀汇辨
脉经直指
脉理正义
脉理存真
脉理宗经
脉镜须知
察病指南
崔真人脉诀
四诊脉鉴大全
删注脉诀规正
图注脉诀辨真
脉诀刊误集解
重订诊家直诀
人元脉影归指图说
脉诀指掌病式图说
脉学注释汇参证治

针灸推拿

针灸全生
针灸逢源
备急灸法
神灸经纶
推拿广意
传悟灵济录
小儿推拿秘诀
太乙神针心法
针灸素难要旨
杨敬斋针灸全书

本　　草

药鉴

药镜

本草汇

本草便

法古录

食品集

上医本草

山居本草

长沙药解

本经经释

本经疏证

本草分经

本草正义

本草汇笺

本草汇纂

本草发明

本草发挥

本草约言

本草求原

本草明览

本草详节

本草洞诠

本草真诠

本草通玄

本草集要

本草辑要

本草纂要

识病捷法

药性纂要

药品化义

药理近考

食物本草

见心斋药录

分类草药性

本经序疏要

本经续疏证

本草经解要

青囊药性赋

分部本草妙用

本草二十四品

本草经疏辑要

本草乘雅半偈

生草药性备要

芷园臆草题药

新刻食鉴本草

类经证治本草

神农本草经赞

神农本经会通

神农本经校注

药性分类主治

艺林汇考饮食篇

本草纲目易知录

汤液本草经雅正

新刊药性要略大全

淑景堂改订注释寒热温平药性赋

方　　书

医便

卫生编
袖珍方
仁术便览
古方汇精
圣济总录
众妙仙方
李氏医鉴
医方丛话
医方约说
医方便览
乾坤生意
悬袖便方
救急易方
程氏释方
集古良方
摄生总论
辨症良方
活人心法（朱权）
卫生家宝方
寿世简便集
医方大成论
医方考绳愆
鸡峰普济方
饲鹤亭集方
临症经验方
思济堂方书
济世碎金方
揣摩有得集
亟斋急应奇方
乾坤生意秘韫
简易普济良方
内外验方秘传
名方类证医书大全
新编南北经验医方大成

临证综合

医级
医悟
丹台玉案
玉机辨症
古今医诗
本草权度
弄丸心法
医林绳墨
医学碎金
医学粹精
医宗备要
医宗宝镜
医宗撮精
医经小学
医垒元戎
医家四要
证治要义
松厓医径
扁鹊心书
素仙简要
慎斋遗书
折肱漫录
丹溪心法附余

方氏脉症正宗
世医通变要法
医林绳墨大全
医林纂要探源
普济内外全书
医方一盘珠全集
医林口谱六法秘书

温　　病

伤暑论
温证指归
瘟疫发源
医寄伏阴论
温热论笺正
温热病指南集
寒瘟条辨摘要

内　　科

医镜
内科摘录
证因通考
解围元薮
燥气总论
医法征验录
医略十三篇
琅嬛青囊要
医林类证集要
林氏活人录汇编
罗太无口授三法
芷园素社痎疟论疏

女　　科

广生编
仁寿镜
树蕙编
女科指掌
女科撮要
广嗣全诀
广嗣要语
广嗣须知
宁坤秘籍
孕育玄机
妇科玉尺
妇科百辨
妇科良方
妇科备考
妇科宝案
妇科指归
求嗣指源
坤元是保
坤中之要
祈嗣真诠
种子心法
济阴近编
济阴宝筏
秘传女科
秘珍济阴
女科万金方
彤园妇人科
女科百效全书

叶氏女科证治

妇科秘兰全书

宋氏女科撮要

茅氏女科秘方

节斋公胎产医案

秘传内府经验女科

儿　　科

婴儿论

幼科折衷

幼科指归

全幼心鉴

保婴全方

保婴撮要

活幼口议

活幼心书

小儿病源方论

幼科医学指南

痘疹活幼心法

新刻幼科百效全书

补要袖珍小儿方论

儿科推拿摘要辨症指南

外　　科

大河外科

外科真诠

枕藏外科

外科明隐集

外科集验方

外证医案汇编

外科百效全书

外科活人定本

外科秘授著要

疮疡经验全书

外科心法真验指掌

片石居疡科治法辑要

伤　　科

伤科方书

接骨全书

跌打大全

全身骨图考正

眼　　科

目经大成

目科捷径

眼科启明

眼科要旨

眼科阐微

眼科集成

眼科纂要

银海指南

明目神验方

银海精微补

医理折衷目科

证治准绳眼科

鸿飞集论眼科

眼科开光易简秘本

眼科正宗原机启微

咽喉口齿

咽喉论

咽喉秘集

喉科心法

喉科杓指

喉科枕秘

喉科秘钥

咽喉经验秘传

养　　生

易筋经

山居四要

寿世新编

厚生训纂

修龄要指

香奁润色

养生四要

养生类纂

神仙服饵

尊生要旨

黄庭内景五脏六腑补泻图

医案医话医论

纪恩录

胃气论

北行日记

李翁医记

两都医案

医案梦记

医源经旨

沈氏医案

易氏医按

高氏医案

温氏医案

鲁峰医案

赖氏脉案

瞻山医案

旧德堂医案

医论三十篇

医学穷源集

吴门治验录

沈芊绿医案

诊余举隅录

得心集医案

程原仲医案

心太平轩医案

东皋草堂医案

冰壑老人医案

芷园臆草存案

陆氏三世医验

罗谦甫治验案

周慎斋医案稿

临证医案笔记

丁授堂先生医案

张梦庐先生医案

养性轩临证医案

养新堂医论读本

祝茹穹先生医印

谦益斋外科医案

太医局诸科程文格

古今医家经论汇编

莲斋医意立斋案疏

医　史

医学读书志

医学读书附志

综　合

元汇医镜

平法寓言

寿芝医略

杏苑生春

医林正印

医法青篇

医学五则

医学汇函

医学集成

医经允中

医钞类编

证治合参

宝命真诠

活人心法（刘以仁）

家藏蒙筌

心印绀珠经

雪潭居医约

嵩厓尊生书

医书汇参辑成

罗氏会约医镜

罗浩医书二种

景岳全书发挥

新刊医学集成

寿身小补家藏

胡文焕医书三种

铁如意轩医书四种

脉药联珠药性食物考

汉阳叶氏丛刻医集二种